O Amor nos Tempos da Velhice

perdas e envelhecimento na obra de
Gabriel García Márquez

Jamille Mamed Bomfim Cocentino

O Amor nos Tempos da Velhice

perdas e envelhecimento na obra de

Gabriel García Márquez

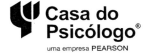

© 2013 Casapsi Livraria e Editora Ltda.
É proibida a reprodução total ou parcial desta publicação, para qualquer finalidade,
sem autorização por escrito dos editores.

1ª Edição	*2013*
Editor	*Ingo Bernd Güntert*
Gerente Editorial	*Fabio Alves Melo*
Coordenadora Editorial	*Marcela Roncalli*
Produção Editorial	*Casa de Ideias*

Dados Internacionais de Catalogação na Publicação (CIP)
Angélica Ilacqua CRB-8/7057

O amor nos tempos da velhice: perdas e envelhecimento na obra de
Gabriel García Márquez/ Jamille Mamed Bomfim Cocentino. --
São Paulo : Casa do Psicólogo, 2013.

ISBN 978-85-8040-223-0

1. Idosos – envelhecimento 2. Amor 3. Morte – religião 4. Exclusão
5. Doenças 6. Perdas I. Cocentino, Jamille Mamed Bomfim

13-0412	CDD 158.1

Índices para catálogo sistemático:
1. Envelhecimento – Aspectos psicológicos

Impresso no Brasil
Printed in Brazil

*As opiniões expressas neste livro, bem como seu conteúdo, são de responsabilidade de seus
autores, não necessariamente correspondendo ao ponto de vista da editora.*

Reservados todos os direitos de publicação em língua portuguesa à

Casapsi Livraria e Editora Ltda.
Rua Simão Álvares, 1020
Pinheiros • CEP 05417-020
São Paulo/SP – Brasil
Tel. Fax: (11) 3034-3600
www.casadopsicologo.com.br

Para Gustavo, é claro!

Agradecimentos

Realizar pesquisa requer não apenas dedicação e esforço do autor, mas apoio e colaboração de várias pessoas. Contei, neste trabalho, com auxílio de diversos familiares e colegas, que acompanharam a minha trajetória, com palavras cordiais e diálogos frutíferos e enriquecedores. Sou grata à professora Terezinha de Camargo Viana, da Universidade de Brasília, pela confiança e pela cuidadosa orientação no desenvolvimento da pesquisa, bem como pelos esclarecimentos, sugestões e indicações sobre os melhores caminhos a serem percorridos. Agradeço ao Conselho Nacional de Desenvolvimento Científico e Tecnológico (CNPq) pelo fomento a este trabalho, fruto de meus estudos de pós-graduação, bem como à *Revista Brasileira de Geriatria e Gerontologia* pelo apoio na publicação de parte desta minha produção acadêmica. À Isabela e Larissa, sou profundamente agradecida pelo companheirismo e presença constante e ao Gabriel, pela alegria compartilhada em tantos momentos. Aos meus pais, Sônia e Edson, serei eternamente devedora pelo amor que deles recebo, pelos sábios conselhos e pelo incentivo irrestrito e essencial nesta jornada e em toda a minha vida. Ao João Paulo, filho adorado, agradeço pelas descobertas diárias, por tornar minha vida plena de sentido e por seu amor puro e verdadeiro. Te amo incondicionalmente. Ao Gustavo, agradeço por compartilhar este percurso comigo, por estar sempre disponível para me ouvir, por seu apoio incondicional e, sobretudo, por me ensinar na vida o sentido da *arte de viver*.

Prefácio

O envelhecimento, o amor e outras surpresas.

Terezinha de Camargo Viana[1]

Com muito gosto recebemos o convite para prefaciar este livro de Jamille Mamed Bomfim Cocentino, psicóloga talentosa e sensível, cujo trabalho tivemos o prazer de ver nascer, cujo crescimento fomos escolhidas para acompanhar de perto, desde os primeiros passos. Um convite de tal natureza sempre é uma deferência e uma ocasião deliciosa de observar como ganham autonomia e se desdobram trabalhos feitos. Também, um momento de buscar desvendar, em um segundo olhar, o caminho

---

1 Professora-associada e Coordenadora do Programa de Pós-Graduação em Psicologia Clínica e Cultura da Universidade de Brasília, Psicóloga Clínica, Pesquisadora do CNPq.

realizado, e assim, ressignificar passagens percorridas. *O amor nos tempos da velhice: perdas e envelhecimento na obra de Gabriel García Márquez* teve sua origem no mestrado realizado pela autora no período de 2006 a 2008, no Programa de Psicologia Clínica e Cultura da Universidade de Brasília. Temos que dizer que a autora não é neófita na abordagem da temática. A inquietação e o interesse sobre a questão do envelhecimento acompanha a autora desde sua graduação e persiste na atualidade, no doutorado em realização, no qual aborda o diálogo entre o envelhecimento e a música, especificamente o samba.

Assim, a autora vem construindo sua trajetória teórica e profissional buscando um diálogo entre produções da área *psi* e outras manifestações da cultura para permitir abarcar as múltiplas facetas relacionadas ao envelhecimento, o que confere a seu trabalho um caráter muldisciplinar. Em *O amor nos tempos da velhice: perdas e envelhecimento na obra de Gabriel García Márquez* a ênfase recai na busca de se acercar e compreender os processos subjetivos sociais e individuais relacionados às perdas na velhice na sociedade contemporânea. Apresenta um diálogo profícuo de estudos da psicologia clínica com outras áreas do conhecimento, e, sobretudo, a literatura. Interessante notar, também, que Gabriel García Márquez, escritor cuja obra *O amor nos tempos do cólera* é estudada no trabalho, vivencia na atualidade as perdas de sua velhice. As perdas na velhice é tema deste trabalho e, coincidentemente, é destaque nas notícias que são veiculadas sobre o estado atual do escritor colombiano. A temática do envelhecimento, como o desenvolve a autora no decorrer deste livro, se constitui objeto privilegiado de obras clássicas literárias e filosóficas em diferentes momentos históricos. Lembramos alguns exemplos – *Édipo em Colono,* de Sófocles, que trata do envelhecimento e morte do trágico personagem; *Saber envelhecer,* de Cícero; *O elogio da loucura,* de Erasmo de Rotterdam, *Rei Lear,* de Shakespeare; *O Pai Goriot,* de Balzac; e *O velho e o mar,* de Hemingway. Esse interesse tão vivamente renovado em produções culturais tão diferenciadas e distanciadas em espaços e tempos contribui para conferir à temática sua dimensão de universalidade. Há que se ressaltar, que se constituir como universal não exclui a dimensão de historicidade, antes a comporta. Ou seja, a universalidade é atravessada por relações temporais, não se confunde com relações dadas para todo o sempre. Assim, a forma de abordar o tema do envelhecimento e o que emerge como conteúdo e problematização sofrem os influxos de contextos histórico-culturais. Podemos dizer que o discurso sobre envelhecimento na contemporaneidade é atravessado, também, pelo discurso científico.

Vejamos a questão mais de perto. Se pudermos dizer ser consensual que as questões relacionadas ao envelhecer permeiam o imaginário e produções culturais da história da humanidade, causa-nos surpresa constatar que a temática se constitui como objeto relativamente novo no discurso da ciência, sobretudo, da ciência psicológica. É inegável que a dimensão física, corporal e fisiológica do envelhecer humano vem sendo bastante contemplada nos estudos médicos e da área da saúde. É quanto às dimensões psicossociais que os estudos raleiam. Somente por volta da segunda metade do século XX que cientistas começam a se interessar em fazer uma descrição dos padrões evolutivos característicos da velhice, do desempenho cognitivo e plasticidade em adultos e idosos. Nasce, então, a Psicologia do Envelhecimento com a adoção de um enfoque de desenvolvimento ao longo de toda a vida (*lifespan*), cujas pesquisas trazem novos dados empíricos a respeito do desenvolvimento psicológico na velhice, novas metodologias de pesquisa com idosos, e um amplo leque de perspectivas teóricas, orientadas mais para a compreensão e explicação de aspectos específicos do envelhecimento do que à elaboração de grandes sistemas (Lima, 2013)[2]. Entretanto, para além dos aspectos cognitivos, estudos acerca da subjetividade do idoso na contemporaneidade ainda são muito escassos.

Nesse sentido ganha relevância este livro. Ao propor uma perspectiva de estudo multidisciplinar, enfatizando o resgate do discurso literário como recurso metodológico, a autora amplia o debate. Com efeito, ao retratar mitos, crenças e conteúdos subjetivos manifestos na vida cotidiana e ao enunciar, por meio de palavras, como a velhice vem sendo representada e construída socialmente no tecido cultural, a literatura constitui uma importante possibilidade e instrumento para a compreensão psicológica de processos subjetivos que perpassam a velhice e o imaginário social.

Chamamos a atenção para outra ordem de problemas. Questões postas na contemporaneidade com relação ao envelhecimento e à maior longevidade populacional, não se restringem a dimensões individuais, mas demandam programar políticas publicas de acolhimento a demandas que são formuladas num contexto sociocultural. O estudo de Jamille Mamed B. Cocentino permite aproximarmos dessa temática, deslindando toda uma rede de conexões que a permeiam. Importante estabelecer os termos pelos quais a autora se insere nesse debate. Não há que se esperar de *O amor nos tempos da velhice: perdas e envelhecimento na obra de Gabriel García Márquez* a proposição de medi-

---

2   Lima, P. M. R. (2013). *Tempus fugit... carpe diem. Poiesis, velhice e psicanálise.* Brasília: Programa de Pós-Graduação em Psicologia Clínica e Cultura da Universidade de Brasília. Manuscrito.

Prefácio

das práticas e imediatas quanto a estabelecimento de diretrizes e implementação de políticas. O discurso e o seu alcance são mais sutis. Ao apresentar o diálogo entre a literatura pertinente sobre o tema do envelhecimento humano e a obra *O amor nos tempos do cólera*, do escritor colombiano Gabriel García Márquez, a autora contribui para elucidar as dimensões subjetivas relacionadas às perdas na velhice, possibilitando identificar e analisar dificuldades e conquistas frequentes ao longo do desenvolvimento humano, os processos subjetivos associados ao envelhecimento, o imaginário social predominantemente negativo sobre essa fase da vida e as perdas vividas na velhice, entre as quais aquelas relativas ao corpo, ao fim das relações de trabalho e ao relacionamento social e familiar. A aproximação à obra *O amor nos tempos do cólera* permitirá uma escuta atenta aos desejos, às demandas pulsionais, às relações afetivas, aos sofrimentos psíquicos e aos sonhos, aos lutos e outras dimensões relacionadas ao envelhecimento. São elementos e dimensões que nem sempre são considerados na implementação de políticas públicas voltadas ao envelhecimento populacional.

Com sensibilidade e cuidado, a autora revisa e busca adequar relevantes referenciais teóricos – psicossociologia, psicanálise, psicologia do envelhecimento, literatura, antropologia, sociologia – ao contexto da pesquisa procurando conjugar diferentes recursos teórico-metodológicos que permitissem abordar a temática sob os múltiplos influxos que a atravessam. Assim, no livro entrecruzam-se perspectivas teóricas e metodológicas e conjugam-se contribuições multidisciplinares.

Tais opções teórico-clínicas permitiram ampliar o olhar sobre a questão do envelhecimento e estabelecer uma articulação entre diferentes campos que participam da construção dos processos de subjetivação desses sujeitos. Fundamental, o pressuposto de que os processos de subjetivação são construídos e se ancoram num contexto relacional e histórico-cultural.

Fundamental, a arraigada perspectiva humanista que perpassa o trabalho, a crença numa perspectiva de transformação de relações e de desenvolvimento humano. Nas palavras da autora:

> Apesar de considerarmos importante o entendimento e consideração das perdas associadas à velhice, sejam essas referentes à dimensão fisiológica, social, psicológica ou financeira, acreditamos que a velhice e o processo de envelhecimento não podem ser reduzidos a essas perdas. Acreditamos ser imprescindível uma abordagem que busque abarcar melhor a complexidade do fenômeno do envelhecimento em suas perdas e lutos, mas também em seus ganhos, conquistas e possibilidades de resignificação.

Dessa forma, por meio de uma linguagem clara e agradável, acessível a um público mais amplo que o dos especialistas da área, são apresentados os resultados da pesquisa, detalhando com muita propriedade as sutis diferenças que explicitam as dimensões culturais, histórico-sociais, familiares e intrapsíquicas que caracterizam o envelhecer.

É por todos os elementos apresentados e, sobretudo, pela profundidade e alcance das análises que consideramos esta obra fundamental e um instrumento de trabalho imprescindível para pesquisadores e profissionais da área *psi*, para formuladores de políticas públicas voltadas ao envelhecimento e mesmo a um público mais amplo comprometido com uma perspectiva solidária e de transformação das relações sociais. Pelos mesmos motivos, insistimos no convite à leitura. A surpresa é muito boa!

Apresentação

Compreender os processos subjetivos, sociais e individuais relacionados às perdas na velhice dentro da dinâmica da sociedade contemporânea. Esse é o principal objetivo deste estudo, que apresenta um diálogo da psicologia clínica com outras áreas do conhecimento. Fruto de pesquisa realizada no Programa de Pós-Graduação em Psicologia Clínica e Cultura da Universidade de Brasília, este estudo examina as perdas relacionadas ao processo de envelhecimento humano por meio de uma metodologia qualitativa e a partir de uma perspectiva interdisciplinar.

O diálogo entre a literatura pertinente sobre o tema do envelhecimento humano e a obra *O amor nos tempos do cólera*, do escritor colombiano Gabriel García Márquez, será o recurso metodológico adotado para analisar as perdas na velhice. A partir da leitura do romance, é possível identificar e analisar as frequentes dificuldades e conquistas ao longo do desenvolvimento humano, os processos subjetivos associados ao envelhecimento, o imaginário social predominantemente negativo sobre essa fase da vida e as perdas vividas na velhice, entre elas as relativas ao corpo, ao fim das relações de trabalho e ao relacionamento social e familiar.

Ao retratar mitos, crenças e conteúdos subjetivos manifestos na vida cotidiana e ao enunciar, por meio de palavras, como a velhice vem sendo representada e construída socialmente no tecido cultural, a literatura constitui uma importante possibilidade e instrumento para a compreensão psicológica de processos subjetivos que perpassam a velhice e o imaginário social.

À luz de reflexões e diálogos entre o pensamento freudiano e a construção literária de Gabriel García Márquez, concluímos que as dificuldades associadas à velhice são, frequentemente, relacionadas às perdas e ao enfrentamento da morte e do consequente luto.

Sumário

INTRODUÇÃO: VELHICE, PERDAS E LITERATURA .. 19

AS PERDAS ASSOCIADAS AO ENVELHECIMENTO 29
Representações das perdas e da velhice na literatura universal 32
Sobre o significado da velhice 40
As perdas orgânicas e de memória na velhice 43
O fim das relações de trabalho e a morte dos companheiros 50
A velhice entre a sabedoria madura e a ingenuidade infantil 54

O IMAGINÁRIO SOCIAL SOBRE A VELHICE 61
O conceito de subjetividade para a compreensão do imaginário 63
Preconceitos, velhice e mecanismos de defesa do ego 67
Exclusão, doença e inatividade no imaginário sobre a velhice 73

A VELHICE, A MORTE E O LUTO SIMBÓLICO 87
Estranhamento e desamparo perante a velhice e a morte 88
A associação histórico-cultural da velhice com a morte e a religião 102
Perdas na velhice e luto simbólico 106

O AMOR NOS TEMPOS DA VELHICE 117

REFERÊNCIAS 127

Introdução: velhice, perdas e literatura

A vida não é a que a gente viveu,
e sim a que a gente recorda,
e como recorda para contá-la.

Gabriel García Márquez

É com a epígrafe acima que Gabriel García Márquez apresenta sua esperada autobiografia, intitulada *Viver para contar*. Segundo relatos de amigos próximos, o consagrado autor latino-americano dedicou-se a escrever sua história de vida assim que, em virtude de sua idade avançada e da doença que enfrentava, percebeu as primeiras fissuras na memória. Ele passou a se dedicar, então, a recordar a própria história. Convocou os amigos de juventude, especialmente aqueles com os quais conviveu na cidade de Barranquilla, para que pudesse recordar momentos de sua vida. Como afirma na epígrafe, se pöe a lembrar a vida para contá-la. Foi para lidar com sua perda mnêmica, vinda da velhice e do adoecimento, que o autor do clássico universal *O amor nos tempos do cólera* brindou o mundo com suas memórias.

Antes de tudo, Gabriel García Márquez é um contador de histórias. Suas obras refletem o mundo e o imaginário socialmente construído. Ele não é um acadêmico, um catedrático ou um cientista social no sentido estrito. Nascido em 1927, o escritor aborda a vida e o mundo com olhar literário e jornalístico. Em seus diversos textos, retrata o mundo de forma estética e fantástica. Escreve sobre a vida das pessoas em um contexto cultural e social latino-americano. Mostra indivíduos que vivenciam conflitos e emoções profundamente humanas. Assim, milhões de leitores em todo o mundo se identificam e se emocionam com seus personagens e suas histórias.

Sua produção literária é profundamente marcada pela história de vida. Em seus textos, há relatos de momentos vividos pelo autor e de outros criados por ele a partir de sua experiência. Assim, sua história é representada em sua obra, bem como a história de todo um povo e continente aos quais pertence. As ditaduras militares na América Latina, a diversidade cultural dos povos da região, a relação do homem com o ambiente e com o sobrenatural, a pobreza e as desigualdades socioeconômicas e tantos outros conflitos e dramas evidenciados pelo subdesenvolvimento são temas que estão em toda a obra do autor.

A própria velhice de Márquez também parece estar presente e representada em sua obra por meio de diferentes caracterizações e personagens. Peculiaridades do envelhecimento em um contexto empobrecido também estão em sua construção literária. É possível perceber que o autor retrata a velhice em suas obras com maior profundidade e constância à medida que

Introdução: velhice, perdas e literatura

vivencia o próprio processo de envelhecimento. Assim, ao longo da vida, o tema da velhice parece se tornar cada vez mais central em seus textos. É notável, portanto, a presença do tema do envelhecimento nas obras de Gabriel García Márquez. É a eminência da questão do envelhecimento em suas obras que justifica a opção pelo diálogo com esse consagrado autor. O tema ocupa espaço e destaque em seus vários escritos, especialmente em *O amor nos tempos do cólera*, *Memórias de minhas putas tristes*, *Cem anos de solidão*, *Ninguém escreve ao coronel* e *O outono do patriarca*. É por isso que a proposta é abordar os processos subjetivos e imaginários acerca das perdas vividas na velhice, e discuti-los à luz de uma das obras do escritor.

Este trabalho apresenta, portanto, um diálogo pertinente entre a literatura e o tema do envelhecimento humano, em particular referência à Psicologia e à celebrada obra *O amor nos tempos do cólera,* publicada originalmente em 1985, aos 57 anos de vida do autor. Acreditamos que seja a melhor obra para auxiliar a compreensão sobre os aspectos subjetivos das perdas relacionadas ao envelhecimento. Para nós, *O amor nos tempos do cólera* possui o mérito de abordar o envelhecimento de forma processual, ao apresentar os personagens muito jovens e representar suas vidas até a fase da velhice.

A obra de García Márquez se caracteriza, dentre outros elementos, pelo realismo de seus personagens, reforçado por serem representações de pessoas que convivem ou conviveram com o autor. Os personagens de suas obras frequentemente são seus próprios amigos, familiares ou ele mesmo, inseridos na ficção. A narrativa central de *O amor nos tempos do cólera* é a história dos pais de García Márquez, contada de forma mágica e reeditada pelo autor. A história do escritor com Mercedes Barcha, esposa e companheira de toda a vida, também parece ser reeditada no referido romance. Desse modo, suas histórias fictícias narram com um realismo impressionante os seus personagens e a própria vida. Essa construção de ficção com elementos de realidade é revelada em relatos do autor, particularmente em sua autobiografia e em diversas entrevistas e declarações de especialistas e pessoas próximas.

Sem pretender sintetizar um clássico literário, introduziremos a seguir, em poucas palavras, algumas informações sobre a narrativa escolhida para a discussão acerca das perdas na velhice.

O amor nos tempos do cólera narra a longa e bela história de amor entre Florentino Ariza e Fermina Daza. Os dois personagens se conhecem ainda muito jovens e começam um namoro por meio de cartas de amor às escondidas. Quando o pai de Fermina Daza descobre o romance, manda a filha para uma viagem do esquecimento pelo interior do país, a fim de evitar um possível casamento. No entanto, Florentino Ariza, telegrafista, consegue, com a ajuda de amigos de profissão, manter um canal de comunicação com a amada. Quando o pai de Fermina Daza se convence de que a filha se esquecera do namorado, eles retornam à Cartagena de las Índias, cidade colombiana onde ocorre o romance.

Ao reencontrar Florentino Ariza, Fermina Daza se desencanta e interrompe o romance. Ela se casa, então, com o importante doutor Juvenal Urbino, médico consagrado pela vitória no combate à terrível epidemia de cólera que assolou a cidade. Eles vivem juntos um casamento de mais de cinquenta anos, permeado de discussões e desentendimentos, mas também de alegrias e cumplicidade. Florentino Ariza, por sua vez, vivencia a solidão ao longo desses anos. Ele busca aplacá-la com amantes instantâneas e relações muitas vezes efêmeras. Florentino Ariza, contudo, não passa um único dia sem pensar em Fermina Daza. Seus relacionamentos diversos são uma maneira de se consolar e de tornar a espera suportável. Como destacado no romance, esses relacionamentos são pontes para o verdadeiro amor.

Cinquenta e um anos, nove meses e quatro dias após o rompimento, no velório do doutor Juvenal Urbino, Florentino Ariza reitera à viúva seu juramento de fidelidade e amor eternos. A história caminha, depois, para novas trocas de cartas e para uma profunda realização amorosa. Na orelha da 24ª edição brasileira de *O amor nos tempos do cólera*, Alexandre Martins (apud García Márquez, 2003) afirma:

> *O amor nos tempos do cólera* não é apenas uma simples história, mas um grande tratado do amor. O tratado nunca escrito por Florentino Ariza, que guardava em três volumes três mil modelos de cartas para as namoradas, nos quais estavam todas as possibilidades do amor. O amor apaixonado da adolescência, o amor conjugal, o clandestino, o sexual ou libertino. O tédio do amor, suas lutas, esquecimentos, metamorfoses, suas deslealdades e doenças, triunfos, angústias e prazeres. O amor por carta, o despertar desse amor, próximo ou distante, o amor louco. O amor de meio século, que encontra amantes septuagenários se tocando pela primeira vez. O amor que guarda e espera, enfim, sua realização (texto extraído da orelha do livro).

A obra de Gabriel García Márquez nos oferece, portanto, preciosos subsídios para reflexões sobre a vida e o amor em diferentes idades. Em suas páginas, encontramos elementos que apontam dificuldades e conquistas frequentes ao longo do desenvolvimento humano. Assim, o processo de envelhecimento é retratado e apresentado na narrativa. As perdas vividas na velhice, processos subjetivos associados ao envelhecimento e o imaginário social predominantemente negativo sobre essa fase da vida podem ser pensados e discutidos a partir do romance.

Neste estudo, partimos do princípio de que pensar os aspectos subjetivos relacionados à velhice e suas perdas constitui um imperativo para os profissionais da saúde mental na contemporaneidade. É uma oportunidade ímpar de oferecer uma parcela de contribuição para a expansão do conhecimento sobre uma temática que nos parece insuficientemente tratada e estudada na literatura psicológica no Brasil.

Apresentamos aqui uma abordagem psicológica sobre as perdas relacionadas ao processo de envelhecimento a partir de formulações baseadas e sustentadas teoricamente em outras áreas das ciências humanas que discutem o envelhecimento como fenômeno social e o aspecto cultural da velhice, bem como a construção do texto literário de Gabriel García Márquez.

Pretendemos examinar, por meio de metodologia qualitativa e sob um olhar notadamente psicológico – mas sem descartar o diálogo com outras áreas do conhecimento –, as perdas relacionadas ao processo de envelhecimento humano e as construções subjetivas sobre essas perdas na cultura, principalmente à luz da construção literária de Gabriel García Márquez. *O amor nos tempos do cólera* constitui, portanto, um valioso recurso metodológico para uma melhor compreensão sobre o tema do envelhecimento.

Destacamos que a literatura é, sem dúvida, uma importante possibilidade e instrumento para auxiliar a compreensão de processos subjetivos que perpassam a velhice e suas perdas. A literatura é importante também para a compreensão do imaginário sobre o envelhecimento, uma vez que ela retrata os mitos, as crenças e os conteúdos subjetivos manifestos na vida cotidiana.

Nesse sentido, acreditamos que a literatura pode fornecer uma contribuição valorosa aos estudos da psicologia que buscam um entendimento melhor e mais profundo do processo de envelhecimento em nossa cultura e dos processos subjetivos associados às perdas vividas na velhice. Assim, como enunciadora de uma subjetividade socialmente compartilhada, a literatura pode ser clinicamente escutada.

Sustentamos que o reconhecimento da dimensão ficcional da obra literária não implica, de forma alguma, um rompimento com a representação da realidade. Nesse sentido, o psicólogo Dante Moreira Leite (2007) afirma, ao analisar *Os Sertões*, obra-prima de Euclides da Cunha, que a discussão sobre o caráter fictício do texto é irrelevante. Para ele, o que há de significativo e verdadeiramente importante é que a obra revela questões de grande sentido da vida e sofrimento humanos. Assim, a preocupação da literatura é expressar uma dimensão e um conflito humano, enquanto a literatura científica procura entender e solucionar esses conflitos.

Ao analisar a dimensão de historicidade da feminilidade à luz da obra de Honoré de Balzac, Viana (1999) sustenta, em *A comédia humana, cultura e feminilidade,* que a literatura sugere e permite a percepção de um cenário social. Desse modo, os personagens representados no texto literário evidenciam, segundo a autora, as relações, os conflitos, os sentimentos e as matizes relevantes à investigação:

> A literatura é uma forma particularmente profícua e prazerosa para se debater essas questões. Sobretudo, porque sugerindo e deixando entrever um cenário social. Sobretudo porque uma de suas especificidades é apresentar a emergência do novo. O novo que muitas vezes são novos personagens a expressar as sutis relações que agrilhoam os indivíduos a um contexto e a um discurso histórico-cultural; personagens que insinuam quase sem mediações, quase sem véus, em flexíveis movimentos de sua vida interior e exterior – essa uma mesma vida!

Assim, pode representar os matizes, os conflitos, as alegrias, as ilusões perdidas, os sonhos, as paixões da vida íntima e social, e, sob essa perspectiva, oferece um campo significativo à investigação (p. 197-198).

A partir dessas considerações, podemos reforçar a constatação de que a literatura pode constituir uma significativa possibilidade de discussão sobre a velhice na sociedade. O texto literário possibilita a análise de processos subjetivos que se evidenciam em um cenário histórico-cultural. Nesse contexto, a apreensão do imaginário social sobre as perdas na velhice é potencializada pelo diálogo da literatura especializada com a produção literária. A literatura enuncia, por meio de palavras, como a velhice vem sendo representada e construída socialmente no tecido cultural, e aponta, assim, o imaginário social construído acerca da velhice.

É notável que o imaginário socialmente construído sobre a velhice na sociedade contemporânea seja constituído essencialmente por conteúdos predominantemente negativos, atrelados ao envelhecimento humano, e que se evidenciam por meio dos vários preconceitos relacionados aos idosos. Esses preconceitos frequentemente limitam aos idosos a possibilidade de se constituir como sujeitos capazes de desejar e amar com vitalidade e qualidade de vida.

A construção histórica, social e cultural do imaginário sobre a velhice parece se basear na associação da velhice com a morte real e com a morte simbólica nas perdas vivenciadas no processo de envelhecimento. São perdas relacionadas ao corpo, ao fim das relações de trabalho e ao relacionamento social e familiar. Nossa percepção inicial, confirmada ao final deste estudo, é que o imaginário social sobre a velhice predominantemente negativo é consequência, em grande medida, da associação do envelhecimento com as perdas vividas nessa fase do desenvolvimento humano.

Na perspectiva do imaginário social, envelhecer constituiria principalmente enfrentar perdas significativas. Esse imaginário não parece considerar os aspectos positivos de mais uma fase peculiar da vida que, assim como as demais, é constituída de perdas, mas também de conquistas. Indagamos, portanto, se as dificuldades associadas à velhice são aquelas fundamentalmente relacionadas às perdas e ao enfrentamento da morte e consequente luto, como retrata, em diversos momentos, a literatura de Gabriel García Márquez.

O objetivo principal deste estudo é, portanto, compreender os processos subjetivos sociais e individuais relacionados às perdas na velhice. Nesse contexto, são apresentados como desafios a compreensão do imaginário sobre as perdas na velhice por meio da produção literária, a relação entre a produção literária ficcional com a literatura pertinente acerca das perdas na velhice e o diálogo sobre envelhecimento, psicologia e cultura.

De acordo com as considerações anteriores e com os desafios destacados, demonstramos, no capítulo seguinte, "As perdas associadas ao envelhecimento", que o envelhecimento humano constitui uma temática universal, presente nas diversas sociedades e épocas. Evidenciamos e discutimos como a velhice e as perdas ocorridas nessa fase da vida são representadas na literatura universal. Apresentamos ainda algumas contribuições de autores que fornecem importantes indícios e caminhos para um melhor entendimento do que é o processo de envelhecimento e como a velhice comparece no imaginário social.

No segundo capítulo apresentamos também reflexões sobre o que significa envelhecer. Por fim, demonstramos e discutimos, por meio do diálogo entre a literatura pertinente sobre a temática da velhice e passagens de *O amor nos tempos do cólera,* as perdas orgânicas e de memória associadas a essa fase, o fim das relações de trabalho e a morte dos companheiros, e, ainda, a velhice entre a sabedoria madura e a ingenuidade infantil no imaginário social.

No terceiro capítulo, "O imaginário social sobre a velhice", apresentamos e discutimos alguns conceitos e formulações teóricas. Ressaltamos, ainda, nosso entendimento sobre imaginário social e identificamos algumas elaborações teóricas sobre subjetividade individual e subjetividade social. São abordados alguns preconceitos frequentemente associados à velhice numa perspectiva psicanalítica, com destaque para os mecanismos de defesa do ego envolvidos na análise do fenômeno.

No quarto capítulo, intitulado "A velhice, a morte e o luto simbólico", abordamos e investigamos a associação da morte com a velhice, destaque no imaginário social e na cultura. Trata-se de uma relação que se configura da mesma maneira na obra de Gabriel García Márquez. A religião e as ideias religiosas também se mostram muitas vezes atreladas imageticamente ao fenômeno do envelhecimento humano. Evidenciamos, ainda, elementos históricos e culturais dessas associações. Ainda nesse capítulo, apresentaremos elaborações freudianas sobre a morte e o processo de luto e reflexões sobre a vivência da morte nas perdas da velhice, bem como considerações acerca do luto vivido simbolicamente nas perdas associadas ao envelhecimento.

Para concluir, "O amor nos tempos da velhice" discorre brevemente sobre as dificuldades e o sofrimento relacionados às perdas e ao luto. Ao apresentar nossas considerações finais, à luz de reflexões e diálogos entre o pensamento freudiano e a construção literária de García Márquez, evidenciamos que as dificuldades associadas à velhice são, normalmente, aquelas relacionadas às perdas e ao enfrentamento da morte e do consequente luto.

As perdas associadas ao envelhecimento

Olha estas velhas árvores, mais belas
Do que as árvores moças, mais amigas,
Tanto mais belas quanto mais antigas,
Vencedoras da idade e das procelas...

O homem, a fera e o inseto, à sombra delas
Vivem, livres da fome e de fadigas:
E em seus galhos abrigam-se as cantigas
E os amores das aves tagarelas

Não choremos, amigo, a mocidade!
Envelheçamos rindo. Envelheçamos
Como as árvores fortes envelhecem,

Na glória da alegria e da bondade,
Agasalhando os pássaros nos ramos,
Dando sombra aos que padecem!

Olavo Bilac

"Era inevitável: o cheiro das amêndoas amargas lhe lembrava sempre o destino dos amores contrariados"(García Marquez, 1985/2003, p.9). É com essa afirmação, tão inquietante e perturbadora aos nossos olhos, que Gabriel García Márquez introduz *O amor nos tempos do cólera*. Na situação em que a afirmação foi dita é apresentado o doutor Juvenal Urbino de la Calle, um dos personagens centrais do romance, que, aos 81 anos de idade, se apoiando em sua bengala com castão de prata e trajando um terno completo de linho branco, com a mesma compostura dos anos da mocidade, atende a um chamado urgente na casa de seu amigo e adversário de xadrez, Jeremiah de Saint-Amour.

Pouco tempo após analisar o corpo de seu amigo estendido no chão, aparentando cinquenta anos a mais que na noite anterior, o doutor Urbino percebe que, dentre os tantos casos de suicídio que atendera no decorrer de uma longa vida dedicada à medicina, estava diante da primeira circunstância provocada por cianureto de ouro que não havia sido motivada pelas contrariedades do amor. Não foram os obstáculos ao amor que fizeram Jeremiah de Saint-Amour pôr fim à própria vida, mas a decisão irrevogável e incontestável de não envelhecer. Ele não queria ser velho. A única saída que viu foi buscar a morte aos sessenta anos. Essa decisão foi definitiva e categórica, de forma que nem mesmo a mulher que amava pôde convencê-lo a combater heroicamente os estragos do tempo.

O doutor Urbino, então, sente-se profundamente envolvido e angustiado com essa revelação inconveniente e com aquilo que a situação lhe fazia lembrar. A revelação poderia ter transformado a vida do doutor Urbino mesmo aos seus 81 anos de vida, quando tudo lhe estava aparentemente consumado e acabado. Para o médico, que aparentava grande familiaridade com a morte por haver lutado diversas vezes contra ela, a experiência relatada representou "[...]a presença física de algo que até então não passava de uma certeza da imaginação" (García Márquez, 1985/2003a, p. 45).

Diante dessa situação, o doutor Urbino se deu conta de que a morte não representava uma simples abstração, mas consistia numa realidade extremamente próxima e verdadeira. Se não concordou com o amigo que a velhice era uma realidade indecente e desaprovou sua atitude de impedi-la a tempo, foi, segundo o narrador, possivelmente por ser um católico fervoroso. O personagem do doutor Urbino desejava, na verdade, manter-se vivo, pois temia não encontrar com Deus após a própria morte. Atribuiu à morte do amigo o que denominou *gerontofobia*, terminologia que acreditou ter criado no momento em que explicava a causa da morte ao arcebispo daquela circunscrição.

Segundo Salvarezza (2005b), a gerontofobia é um tipo de conduta pouco frequente, caracterizada por intenso temor em relação à velhice. Também pode ser entendida, de acordo com o referido autor, como comportamento raro de ódio irracional direcionado às pessoas idosas. No romance de García Márquez, o personagem Jeremiah de Saint-Amour prefere a morte aos imperativos da velhice. O doutor Urbino é definitivamente tocado por essa decisão, mas, apesar de viver limitações impostas pela idade avançada, luta contra a morte enquanto possível. Nesse contexto, cabe indagarmos sobre o significado da velhice, aceita com precauções e resignação pelo doutor Urbino, mas, diversamente, repudiada e detida em tempo por Jeremiah de Saint-Amour. Também pode ser pertinente questionar como a sociedade contemporânea e seus membros representam imaginariamente a velhice e o processo de envelhecimento.

Representações das perdas e da velhice na literatura universal

A velhice vem sendo, desde muito tempo, constantemente representada na literatura, na poesia, na música, no teatro, no cinema, nas artes visuais e em outras expressões artístico-culturais. A presença da velhice nas manifestações culturais pode ser explicada pelo fato de o envelhecimento humano constituir uma temática universal, que afeta o homem nos diversos continentes, em todas as épocas e todas as sociedades. Diversos artistas, poetas e escritores retratam e representam, em suas produções, a construção da velhice em determinado contexto sociocultural. Ao refletirem de modo peculiar e estético os diversos pontos de vistas acerca da idade, eles nos fornecem valiosos indícios e caminhos para um entendimento melhor e mais profundo do que é envelhecer e sobre como a velhice aparece no imaginário social.

O velho e o mar, clássico de Ernest Hemingway, exemplifica com propriedade uma perspectiva constante sobre a velhice nas sociedades. A despeito de várias tentativas no mar, o velho pescador Santiago, personagem principal da referida obra, permanece 84 dias sem conseguir pescar um único peixe. O velho apresenta profundas rugas no pescoço e, com exceção de seus olhos, azuis como o mar, "[...]tudo o que nele existia era velho" (Hemingway, 1952/2005, p. 14). Santiago, envelhecido e solitário, conta apenas com a amizade de um menino chamado Manolin.

É com essas referências sobre Santiago que o norte-americano Ernest Hemingway narra o encontro possível e frutífero de pessoas de diferentes gerações. O tema central do romance é o embate do homem velho com a natureza. Trata-se de um cuidadoso relato da luta de um pescador idoso contra os limites do próprio corpo. Seu desejo é viver com dignidade, ainda que os mais jovens duvidem de sua capacidade para continuar o ofício a que se dedicou por sua longa vida.

Após um longo período de tentativas frustradas, Santiago consegue, finalmente, pescar um marlim, peixe de grande porte considerado uma lenda no universo dos pescadores. Na luta que trava para fisgar o peixe, o velho vence. De repente, aparecem tubarões e, apesar de o velho lutar novamente por sua conquista, o marlim, que estava preso fora da embarcação, acaba violentamente devorado. Quando Santiago volta à praia, resta apenas o esqueleto do peixe, amarrado à embarcação.

Na narrativa de *O velho e o mar*, o velho personagem nunca desistiu de lutar e direcionar seus esforços físicos e sua vasta experiência na convivência com o mar para ganhar a batalha. Não obstante ter vencido a luta com o enorme e vigoroso peixe, no fim de sua epopeia ele foi derrotado pelas circunstâncias do mar. Apesar de não ter alcançado seu maior objetivo, Santiago reconhece, intimamente, que havia chegado longe demais, que venceu limites e que, em seu juízo, nada o derrotou verdadeiramente.

A mencionada obra de Hemingway é fortemente marcada pela velhice de seu protagonista. Consideramos que, nesse consagrado texto, o velho pescador vivencia intensamente os limites do corpo, muitos deles impostos pela idade avançada. Além disso, o velho é retratado como uma pessoa vitoriosa, por nunca ter desistido da luta. Podemos considerar, contudo, que se trata de uma vitória íntima, uma vez que ele só chega à praia com a carcaça do peixe, e, com muito custo, reconhece uma derrota no diálogo com o jovem amigo Manolin.

Aos nossos olhos, o autor destaca em seu texto a experiência de vida e a sabedoria do velho pescador, essenciais para a vida no mar. Apesar de sua vasta experiência como pescador e de sentir-se intimamente vitorioso, observamos que Santiago parece ser visto, às vezes, com descrédito pelos pescadores mais novos, membros do seu grupo social. Os pescadores mais novos, e mesmo o próprio Manolin, parecem demonstrar compaixão pelas derrotas e limites do velho. A velhice de Santiago pode ser pensada como característica associada tanto a perdas físicas como a perdas de reconhecimento social.

É pertinente destacarmos que, segundo Luiz Antônio Aguiar, que escreveu o prefácio da edição brasileira de *O velho e o mar*, Ernest Hemingway é considerado por Gabriel García Márquez como o autor que mais o influenciou (Hemingway, 1952/2005). É interessante e curioso o fato de ambos os autores terem publicado algumas de suas principais obras abordando o tema da velhice em fases mais avançadas de suas vidas. *O velho e o mar* foi publicado originalmente quando seu autor já tinha mais de cinquenta anos de idade. O mesmo aconteceu com García Márquez, que marcadamente após os cinquenta anos de idade conferiu destaque à questão do envelhecimento em sua construção literária.

Outro clássico da literatura universal que nos ajuda a refletir sobre o imaginário social da velhice é *Rei Lear*, obra-prima de William Shakespeare. Na história, Lear, o velho rei da Bretanha, decide abdicar de seu trono. Reúne suas três filhas, Cordélia – caçula e preferida –, Goneril e Regane, e pede a elas que digam o que sentem por ele. Cordélia, filha que Lear pretendia premiar com a maior parte do reino, se recusa a competir com as declarações das irmãs. Cordélia afirma que "[...]trazer não posso o coração à boca" (Shakespeare, 1608/2008, p. 5), uma vez que, para ela, era impossível verbalizar tais sentimentos com clareza. O rei, raivoso, deserda e entrega, sem dote, a filha caçula ao rei da França. Então, o reino é dividido entre as duas irmãs que o elogiaram verbalmente, mas que pouco depois o traíram, privando-o dos privilégios, da segurança e do conforto a que tinha direito. Ele é maltratado e visto com desdém pelas duas herdeiras. A partir de então, encontramos um Lear velho, desamparado e que demonstra arrependimento por ter deserdado Cordélia. Posteriormente, Lear consegue se reconciliar com ela. O final, no entanto, é trágico e culmina com a morte de ambos os personagens Lear e Cordélia.

Ao longo da tragédia, vislumbramos as dificuldades e dores que Lear enfrenta na velhice. É visto como velho e louco por alguns personagens, chegando a duvidar da própria sanidade e a implorar para não ser ridicularizado: "Ah! Não zombeis de mim, é o que vos peço. Sou um velho imprestável e caduco, para cima de oitenta, nem uma hora mais nem menos. E, para ser sincero, receio ter o espírito avariado" (Shakespeare, 1608/2008, p. 60).

A idade e as perdas vividas na velhice parecem estar constantemente evidenciadas ao longo do drama. É o que acontece quando Cordélia lamenta a atitude das irmãs e afirma que Lear merecia ter recebido um tratamento diferente por ser pai delas e, também, por sua idade avançada: "Mesmo que pai não fosse delas duas, estes cabelos brancos lhe teriam forçado à compaixão. Uma cabeça como esta poderia estar exposta à fúria das rajadas?" (Shakespeare, 1608/2008, p. 60).

Encontramos, na referida peça de Shakespeare, a velhice fortemente atrelada a perdas de ordem econômica, social e física. Nesse sentido, Lear parece vivenciar não apenas a perda de

O AMOR NOS TEMPOS DA VELHICE

poder e recursos, mas também a perda de respeito, dignidade e afeto, não lhe restando, por parte das filhas herdeiras, nem mesmo a compaixão, um sentimento que, segundo Cordélia, seria digno a um velho.

Para David Denby (1996), o *Rei Lear* pode ser pensado como uma obra que revela a angústia e a dor que surgem com frequência quando as relações entre pais e filhos são invertidas pela destruição do tempo. A obra revela, portanto, na perspectiva do autor, o drama e as dificuldades que surgem quando os filhos se deparam com os pais envelhecidos e com novas demandas de cuidados e amor. Para Denby, o *Rei Lear* aborda a irracionalidade da velhice e a ingratidão da juventude. O clássico de Shakespeare reflete, então, uma temática universal que envolve as dificuldades encontradas por jovens e velhos em lidar com perdas que podem acontecer na velhice.

Gabriel García Márquez, em *Ninguém escreve ao Coronel*, também fornece valiosos subsídios para pensarmos a velhice e o imaginário social que a cerca. Nessa obra, García Márquez nos contempla com uma primorosa narrativa que envolve uma abordagem sobre a velhice em um contexto empobrecido da América Latina. O Coronel, personagem central da obra, há mais de quinze anos espera uma carta do governo com conteúdo referente à pensão de guerra a que tinha direito. Com esse desejo, dirigia-se ao cais todas as sextas-feiras para esperar a lancha do correio que poderia lhe trazer a carta em que depositava muitas esperanças, mas que parecia nunca chegar devido a processos excessivamente burocráticos.

No decorrer dessa espera, que durou quase sessenta anos e começou quando o governo prometeu que os oficiais revolucionários seriam indenizados, todos os companheiros do

Coronel morreram sem receber a desejada correspondência. O Coronel e sua esposa compartilhavam a vida, a fome, a solidão e os sofrimentos há quarenta anos. Haviam perdido o único filho, Augustín, havia nove anos. Augustín fora atingido por balas por distribuir panfletos considerados subversivos durante uma rinha de galo. Consideravam-se órfãos do próprio filho, que deixou de herança aos pais um galo de competição, no qual o casal também depositava esperanças de dias melhores.

O romance, dentre outros tantos aspectos, retrata a luta incessante de um casal de idosos pela sobrevivência digna em um contexto social e econômico hostil, em que o reconhecimento pela contribuição da dedicação à pátria parece não ter data para chegar. Na cena final e dramática do romance, a mulher indaga ao Coronel o que eles vão comer. A resposta cabal, com descrição do narrador, chega da seguinte forma: "[...] o Coronel precisou de setenta e cinco anos – os setenta e cinco anos de sua vida, minuto a minuto – para chegar àquele instante. Sentiu-se puro, explícito, invencível, no momento de responder: – Merda" (García Márquez, 1968/2005b, p. 95). Dessa forma, com uma única palavra como resposta e com a descrição narrativa sobre o tempo e o momento de vida do Coronel, García Márquez retrata uma velhice permeada de perdas e solidão, na qual a pobreza é uma realidade. Do mesmo modo, o autor evidencia o não reconhecimento da contribuição e experiência de vida do seu personagem central.

Em *Memórias de minhas putas tristes*, García Márquez apresenta as memórias de um jornalista que, durante toda a vida, evitou e temeu o amor. No entanto, é na velhice que o personagem descobre o amor profundo e o prazer de viver. A narrativa já começa revelando o inusitado: "No ano de meus noventa anos quis me dar de presente uma noite de amor louco com uma adolescente virgem" (García Márquez, 2005a, p. 7). No desenrolar, o jornalista telefona para Rosa Barcas, proprietária de um bordel antigo, a fim de combinar a noite. Mais tarde, avalia que, com aquele telefonema, começou uma nova vida, em uma idade em que muitos já morreram.

O personagem transpõe suas descobertas sobre o amor e a vida para as colunas dominicais que escrevia no jornal em que trabalhava. Desse modo, consegue cativar os leitores. A possibilidade de se aprender e viver com intensidade na velhice é destacada ao longo desse romance, que é a mais recente obra de García Márquez. No texto, é ressaltado o estranhamento das pessoas diante da possibilidade apresentada pelo personagem. Aprender e viver com intensidade na velhice é algo que parece ser visto por muitos, em sociedade, como incomum e inusitado. A imagem do personagem, cujo nome não é revelado, andando de bicicleta e cantando alegremente "com ares de grande Caruso", por exemplo, chama a atenção das pessoas que se surpreendem e se divertem com ele, incitando-o a participar da "volta da Colômbia em cadeira de rodas".

Apesar de o ato sexual não se realizar, o jornalista ama e deseja profundamente a menina Degaldina. Ele vive a experiência de se apaixonar e amar profundamente aos noventa anos e nos ensina que o amor, o desejo e a paixão estão além da idade cronológica e da diferença de idade. O romance retrata também o olhar do outro sobre esse ancião que quase enlouquece de amor numa idade em que a sociedade não imagina ser possível a realização amorosa. Não obstante o estranhamento e a surpresa com as atitudes do personagem central, os demais personagens do romance se divertem e também se seduzem com uma velhice alegre e apaixonada.

Uma das mensagens do romance pode ser que, para a realização do amor e do aprendizado, não deve haver restrição de idade. Essa mensagem de pronto nos remete a outra criação artística que, do mesmo modo, retrata a manutenção da capacidade de aprendizagem e significação da vida na velhice. Trata-se da obra de Francisco de Goya, concluída quando ele tinha 82 anos de idade, no ano de sua morte. Nela, vislumbramos a imagem de um ancião apoiado em duas bengalas com os dizeres, em espanhol, *"Aún aprendo"*, que pode ser traduzido para o português como "ainda aprendo" ou "permaneço aprendendo"[1]. A partir da leitura do romance, podemos pensar que viver bem e intensamente todas as idades é uma possibilidade que parece, para muitos, inusitada.

Como demonstrado acima, a literatura universal agrega uma inestimável possibilidade de reflexão sobre a velhice e as perdas relacionadas ao envelhecimento. Outros diversos clássicos também retratam, direta ou indiretamente, com forte ou moderada tensão, a questão da velhice. Podemos perceber claramente essa constatação em, por exemplo, *Édipo em Colono,* do dramaturgo grego Sófocles, ou em *O Pai Goriot,* do romancista francês Honoré de Balzac (*A comédia humana*), ou ainda em *Crime e castigo*, de Fiódor Dostoiévski, um dos representantes da literatura universal e, particularmente, da sociedade russa.

A proposta, agora, é uma discussão e análise sobre o que é a velhice, e como ela é construída imageticamente na sociedade a partir de um diálogo possível e frutífero da literatura com estudos importantes e pertinentes à temática do envelhecimento. A abordagem e reflexão serão feitas à luz de algumas contribuições possibilitadas por *O amor nos tempos do cólera,* de Gabriel García Márquez.

---

1 Francisco de Goya y Lucientes, *Aún Aprendo* (1824-1828), grafite sobre papel, do acervo do Museu do Prado (Madrid, Espanha).

Sobre o significado da velhice

Distintos autores vinculados à psicologia e a outras áreas do conhecimento discutem o significado do envelhecimento. Não obstante as divergências e diferenças conceituais sobre a velhice, com definições aplicadas a cada particularidade de pesquisa, acreditamos que o envelhecimento possa ser compreendido como um processo complexo que envolve variáveis psicológicas, fisiológicas, sociais e culturais. Como destacaremos posteriormente, também é possível perceber o envelhecimento como um fenômeno no qual o sujeito que envelhece exerce um papel ativo, delimitado pela sociedade e pela cultura. Apesar da dimensão social e cultural do envelhecimento humano, podemos afirmar que a velhice se configura também de forma singular e individual.

No livro *Decida você, como e quanto viver*, Guimarães (2007) sustenta que o envelhecimento é um processo assimétrico com expressão própria em cada pessoa. Nessa direção, Linhares (2002), em sua dissertação de mestrado *Histórias de vida: contribuições acerca da experiência depressiva nos anos tardios*, argumenta ser consenso que o envelhecimento tem um caráter particular para cada pessoa. Segundo a autora, essa variação individual depende de fatores de ordem hereditária, psicológica e de contingências cotidianas, de forma que o envelhecimento é afetado por fatores intrínsecos e extrínsecos.

Ao encontro da afirmação acima, no ensaio *A Velhice: a realidade incômoda* (1976), Simone de Beauvoir destaca que uma reflexão sobre a velhice deve vislumbrar a interdependência dos aspectos fisiológicos e psicológicos, bem como as dimensões socioculturais e existenciais envolvidas no envelhecimento. Nesse sentido, a velhice não pode ser a mesma para todos os humanos. Nessa mesma direção, Pinto (1999) esclarece:

> O processo de envelhecimento não ocorre de forma padronizada. Ele não obedece a fórmulas preestabelecidas. O envelhecimento é único, como são únicas as pessoas. Cada um de nós tem ou terá seu processo particular, cujas características serão similares a tantos outros, porém com consequências e sequelas particulares (p. 67).

Néri (2004) destaca que o envelhecimento é um processo. A velhice é uma fase da vida. Os idosos, por sua vez, são os indivíduos assim designados a partir de critérios socialmente construídos. Destacamos que a idade cronológica nos parece o critério socialmente utilizado com maior frequência para determinar a entrada do indivíduo na velhice. Segundo Loureiro (1999), no artigo "Velhice: encantos, desencantos... reencantos", a Organização Mundial da Saúde (OMS) determina que os idosos são aqueles com mais de sessenta anos de idade. Também no Brasil, o Estatuto do Idoso regula direitos assegurados a pessoas com sessenta anos ou mais.

O processo de envelhecimento, de acordo com Guimarães (1999) em *Viver mais (e melhor),* é um fenômeno que precisa ser considerado natural e que acarreta transformações tanto em nível orgânico, quanto em nível psicossocial. Dessa forma, o envelhecimento é compreendido numa perspectiva processual e complexa. Acreditamos que a compreensão do envelhecimento deve envolver a consideração de múltiplos fatores que procurem alcançar com maior amplitude e profundidade a complexidade do fenômeno e do ser humano.

Não há consenso em relação ao início do processo de envelhecimento humano. Há autores que consideram que o envelhecimento começa já com a concepção. Também a ideia de que o fenômeno do envelhecimento começa entre a segunda e terceira década de vida é correntemente constatada na literatura especializada.

No entanto, alguns autores consideram que é apenas nas fases mais avançadas da vida que o envelhecimento começa. Assim, fica evidente a dificuldade em delimitar o fenômeno do envelhecimento, de acordo com essa complexidade conceitual (Linhares, 2002).

A partir dessa constatação, destacamos que a velhice não é socialmente percebida como uma fase claramente demarcada. O jovem começa a vida adulta com idades que costumam variar entre dezoito e 21 anos. Essa passagem para a vida adulta é com frequência marcada por "rituais de transição". Em contraposição, o início da velhice não é claramente determinado e varia em diferentes momentos históricos e lugares. No entanto, não há relatos de "rituais de transição" que estabeleçam com clareza o início da velhice (Beauvoir, 1976).

Em *Memórias de minhas putas tristes*, por exemplo, o protagonista se questiona sobre o início da própria velhice e constata que foi aos 42 anos, ao consultar um médico por dores nas costas. O profissional lhe explicou que eram dores naturais da idade em que se encontrava. Para o personagem de García Márquez, as primeiras mudanças provocadas pelo envelhecimento demoram a ser percebidas por quem as vivencia, mas podem ser notadas pelos outros. É por volta dos cinquenta anos que o personagem diz perceber o que era a velhice, devido às primeiras falhas na memória. Para ele, a velhice também é relativa, de modo que, ao atingir os noventa anos, trata os homens de oitenta como "rapazes".

No entanto, Carvalho e Coelho (2006) ressaltam que, para as mulheres, enquanto a menarca e a vivência de crescimento dos seios, por exemplo, representam a entrada na juventude, a menopausa pode representar a "oficialização social" do processo de envelhecimento. Assim, o fim da capacidade reprodutiva, configurada pela menopausa, pode significar a delimitação de dois momentos socialmente antagônicos: a juventude e a velhice. Simone de Beauvoir (1970), na segunda parte de *A velhice: as relações com o mundo,* afirma que é por meio do olhar do outro que o sujeito frequentemente se percebe velho. Ou seja, é por meio da relação dialética do eu com o outro que a velhice se configura. A autora esclarece que a velhice é comumente percebida com maior clareza aos olhos dos outros que aos do próprio sujeito. A velhice constitui um novo estado de equilíbrio biológico e, na ausência de problemas, acaba chegando despercebida para o sujeito que envelhece. Dessa maneira, o sujeito se percebe velho quando o outro lhe devolve esse olhar.

As perdas orgânicas e de memória na velhice

Indiscutivelmente, a velhice é caracterizada por um declínio das funções orgânicas que acontece em todos os organismos vivos. É um fenômeno inelutável e irreversível para Simone de Beauvoir (1976), que pensa a velhice como um destino. Quem não morrer cedo será velho um dia. Trata-se, no entanto, de um destino fortemente marcado por mudanças corporais. Na espécie humana, ao contrário do que ocorre com os animais, a aparência do organismo se modifica significativamente com o passar dos anos. Nesse sentido, a autora descreve algumas dessas transformações:

> Transforma-se a aparência do indivíduo possibilitando atribuir-se-lhe uma idade, com pequena margem de erro. Os cabelos embranquecem e tornam-se mais ralos; não

se sabe por que: o mecanismo de despigmentação do bulbo capilar continua desconhecido; também os pelos embranquecem, embora entrem a proliferar em certos lugares – como, por exemplo, no queixo das velhas. A pele se enruga em consequência da desidratação e da perda de elasticidade do tecido dérmico subjacente. [...] A perda dos dentes provoca um encurtamento da parte inferior do rosto, de modo que o nariz, que se alonga verticalmente devido à atrofia de seus tecidos elásticos, se aproxima do queixo. A proliferação senil da pele ocasiona um espessamento das pálpebras superiores, enquanto se cavam bolsas sob os olhos. O lábio superior se adelgaça, cresce o lóbulo da orelha. Também o esqueleto se modifica. Os discos da coluna vertebral se empilham e decaem os corpos vertebrais (p. 29).

Essa descrição de Simone de Beauvoir, embora possa parecer um pouco exagerada, demonstra algumas transformações físicas relacionadas ao processo de envelhecimento humano. Desse modo, o homem vivencia uma transformação ou metamorfose física em seu envelhecimento. Tratam-se, ademais, de mudanças que podem ser esperadas ao longo de uma vida que alcança a velhice.

A obra de García Márquez retrata, por meio de seus protagonistas, a metamorfose física e o decréscimo das funções orgânicas vividos na velhice. Fermina Daza, aos 72 anos, mantinha, da foto das bodas, cinquenta anos antes, apenas os "[...] olhos de amêndoas diáfanas e a altivez de nação" (García Márquez, 1985/2003a, p. 37). No entanto, o narrador esclarece que, aquilo que estava ausente devido ao avançar da idade era suprido por seu caráter e diligência.

O doutor Urbino ouvia cada vez menos com o ouvido direito. Utilizava a bengala para driblar as dificuldades ao andar e, a partir dos cinquenta anos, começou a ter consciência do peso e do tamanho de suas vísceras: "Pouco a pouco, enquanto jazia com os olhos fechados depois da sesta diária, tinha começado a senti-las lá dentro, uma a uma, sentindo até a forma do seu coração insone, seu fígado misterioso, seu pâncreas hermético" (p. 56). Já Florentino Ariza, aos 76 anos, exibia, além da dentadura, suas últimas mechas de cabelo. Tentava enfrentar as mudanças na própria imagem causadas pela indesejada, porém inevitável e arrasadora, calvície.

É possível perceber também uma associação da idade com a forma mais adequada de se vestir. As roupas consideradas ideais em determinada época e cultura para uma pessoa considerada jovem podem ser vistas como impróprias para pessoas consideradas idosas no mesmo contexto. Fermina Daza, aos 72 anos, sentia-se bem e tranquila com as transformações físicas da velhice. O corpo rígido da juventude e as roupas que apertavam a cintura ficavam cada vez mais distantes à medida que, com a idade, seu corpo podia ficar mais livre e à vontade. O salto alto se tornou, para ela, um excesso permitido apenas nas ocasiões de maior solenidade. Isso porque, em sua idade, já não podia abusar tanto. Para ela, algumas ostentações nas vestimentas "[...]já não lhe pareciam adequadas para uma avó venerável" (p. 37). Por outro lado, Florentino Ariza, ainda jovem, se vestia "[...]feito um ancião de tempos idos" (p. 189).

Retomando Simone de Beauvoir (1976), podemos pensar a velhice como um destino biológico. Assim, é uma realidade trans-histórica vivenciada de forma singular em contextos diversos. Para a autora, a velhice não é estática. Pelo contrário, ela tem caráter dinâmico e processual, assim como a vida:

> [...]ela (a vida) é um sistema instável no qual se perde e se reconquista o equilíbrio a cada instante; a inércia é que é

sinônimo de morte. A lei da vida é mudar. O que caracteriza o envelhecimento é um certo tipo de mudança irreversível e desfavorável (p. 15).

Por desfavorável, a autora compreende alterações consideradas desvantajosas na medida em que implicam redução da vida orgânica, ou seja, quando as possibilidades de o indivíduo subsistir são reduzidas. Segundo Bromberg (2000), em *A psicoterapia em situações de perdas e luto*, as perdas fisiológicas vividas no envelhecimento causam grande impacto psicológico no sujeito que envelhece. Dessa forma, prejuízos relacionados à funcionalidade dos órgãos do sentido, em especial a visão e a audição, ao funcionamento cerebral e a partes ou funções dos membros são de grande relevância em uma abordagem sobre a velhice. Então, na velhice, a redução da funcionalidade fisiológica pode ser vivida a partir de relevantes e intensas perdas para o sujeito que envelhece.

O envelhecimento está associado também a transformações de ordem fisiológica. Mudanças são vividas corporalmente no envelhecer e se relacionam a uma redução e declínio das funções orgânicas. Trata-se de transformações que advêm com o passar dos anos a todos os que vivem por mais tempo. Ao encontro dessa afirmação, Antequera-Jurado e Picabia (2005a), no artigo *Percepción de control, autoconcepto y bienestar en el anciano*, destacam que as mudanças biológicas da velhice são aquelas em que o sujeito pode exercer menor controle. A metamorfose orgânica esperada nessa fase depende de variáveis que fogem às possibilidades mais efetivas de controle individual. As mudanças morfológicas características do envelhecimento, segundo os autores, são vivenciadas na maior parte dos casos como adversas e irreversíveis. Ademais, esclarecem que tais mudanças orgânicas são identificadas como perdas da última fase da vida.

As perdas associadas ao envelhecimento

O decréscimo funcional característico da velhice também envolve maior fatigabilidade, de modo que o esforço físico acontece dentro de limites progressivamente mais estreitos, conforme descreve Beauvoir (1976). Os idosos tendem a enfrentar perturbações do sono com maior frequência. Assim, podem despertar muito cedo, apresentar dificuldades para dormir, ou, ainda, ter interrupções curtas do sono, não obstante os frequentes cochilos durante o dia. Nesse contexto, são ilustrativas as situações nas quais Fermina Daza percebe que seu marido, doutor Urbino, passa a soluçar durante o sono com o avançar da idade. Em situações sociais, Fermina Daza permanecia em vigília para evitar que seu marido viesse a cochilar.

Fermina Daza, que durante muitos anos se incomodou em despertar cedo com o esposo, passou a dormir cada vez menos ao avançar da idade. Já antes dos setenta anos despertava antes do marido. Gabriel García Márquez retrata, nesta obra, a maior fatigabilidade advinda na velhice, demonstrando que a idade tem um peso maior, dificilmente vencido. Quando Fermina Daza corre para ver seu marido que acabara de cair da escada ao tentar alcançar o papagaio de estimação em um galho de mangueira, por exemplo, ela "[...]tratou de correr como pôde com o peso invencível da idade" (p. 59).

No romance, também encontramos o interessante atrito entre Fermina Daza e o marido quando, no decorrer dos anos de casamento, ele começa a sujar as bordas do vaso sanitário ao urinar. O doutor Urbino explica à esposa, com argumentos didáticos, que não se tratava de um descuido seu, mas de uma característica orgânica associada à idade avançada:

> Seu manancial de jovem era tão definido e direto que no colégio tinha ganho torneios de pontaria para encher gar-

rafas, mas com os desgastes da idade não só foi decaindo como se tornou oblíquo, se ramificava, se tornando por fim um jorro de fantasia impossível de dirigir, apesar dos muitos esforços que ele fazia para endereçá-lo (p. 43).

O doutor Urbino passa, então, a contribuir para a paz conjugal secando as bordas do vaso sanitário com papel higiênico, um gesto que, para ele, era mais de humilhação que de humildade. No entanto, já às vésperas da velhice, esse embaraço fisiológico inspira o doutor Urbino, que soluciona essa questão urinando sentado, assim como a esposa. A solução encontrada pelo personagem, além de resolver o conflito conjugal, o deixou em estado de graça.

Outro aspecto relevante se relaciona aos transtornos de memória associados ao envelhecimento. Segundo Gutmann (2005), em *Possibilidades de intervención frente a los transtornos de memoria asociados a la edad*, a memória é de importância fundamental para a constituição da identidade das pessoas, bem como para a construção e manutenção dos relacionamentos interpessoais. A memória é de grande relevância para o conhecimento do passado, para a interpretação do presente e para a reflexão sobre o futuro. Dessa forma, déficits de memória, leves ou não, interferem significativamente na vida pessoal e profissional das pessoas. Perdas de memória na velhice podem ser fonte relevante de sofrimento nessa fase da vida, tanto para o idoso quanto para familiares e pessoas mais próximas.

O doutor Urbino buscava fazer notas rápidas em papéis para reparar as falhas mnêmicas cada vez mais frequentes. Embora tenha lutado para lidar com essas falhas, seus esforços acabaram vencidos pela idade. Frequentemente, o doutor esquecia o significado das notas que trazia em seus bolsos e "[...]percorria a casa procurando os óculos que tinha no nariz, tornava a dar a volta à chave depois de trancar a porta, e perdia o fio da leitura por esquecer as premissas dos argumentos ou filiação dos personagens" (p. 56). O mais difícil para ele, no entanto, era lidar com a progressiva desconfiança que desenvolveu da própria razão, acabando por temer a perda do sentido de justiça.

Além disso, tinha seu potencial de concentração diminuído a cada ano, de forma que chegou ao ponto de precisar tomar notas para cada nova jogada de xadrez, para saber para onde dirigir as peças. O esquecimento dos nomes das pessoas, mesmo das muito próximas, também se mostrou uma angustiante realidade para ele com o avançar da idade. O esforço para relembrá-los consistia para ele uma verdadeira luta contra a velhice.

Ainda com referência às falhas de memória, a personagem Fermina Daza, por sua vez, experimenta as primeiras auras da velhice quando identifica transformações importantes em sua memória. Para a personagem, as lembranças recentes passaram a se confundir com frequência em sua memória pouco tempo após a vivência. As recordações antigas, contudo, se manifestavam com grande nitidez e clareza, parecendo referir-se a momentos vividos ontem. A nitidez das lembranças antigas era, no entanto, acompanhada de forma perversa pela saudade.

Em *Memórias de minhas putas tristes*, o protagonista percebe déficits na memória por volta dos cinquenta anos. Acaba por reconhecer o espanto dos amigos e o cuidado em não avisá-lo quando ele narrava a mesma história mais de uma vez. Houve um dia em que, por esquecimento, tomou duas vezes o desjejum. A dificuldade em lembrar os nomes das pessoas também surgiu, de modo que, muitas vezes, ao ver um rosto conhecido, não conseguia encontrar na memória o nome correspondente, apesar de fazer todo o esforço para isso.

Pikunas (1979), em seu livro *Desenvolvimento humano,* destaca a velhice como uma fase do desenvolvimento caracterizada por um declínio gradual que se acelera com o avançar da idade e faz que as pessoas desenvolvam maiores vulnerabilidades orgânicas e desempenhos inferiores. O autor ressalta a velhice como um estágio avançado da vida adulta, caracterizado por perdas evidenciadas progressivamente com maior clareza. Pode ser que o referido autor privilegie a dimensão das perdas associadas à velhice como o atributo mais marcante dessa fase do desenvolvimento humano. Ademais, ele ainda argumenta que a morte se sucede ao declínio relacionado ao envelhecimento.

A literatura pertinente ao estudo do envelhecimento revela diversas perdas orgânicas características e esperadas na velhice. As perdas relacionadas a diferentes esferas da vida e vividas com frequência na velhice são também ressaltadas e discutidas. Nesse sentido, Bromberg (2000) argumenta e discute que, na sociedade atual, o idoso tende a enfrentar com maior intensidade as perdas associadas ao processo de envelhecimento que seus ganhos, como a maturidade e serenidade da experiência. Acrescenta que as perdas relacionadas ao envelhecimento atingem as esferas fisiológica, social e financeira. A dimensão psicológica é entrelaçada por todas as outras e está marcadamente relacionada à forma como a velhice, suas perdas e conquistas são significadas pelo sujeito que envelhece.

O fim das relações de trabalho e a morte dos companheiros

Constantemente, a aposentadoria é vivida como uma grande perda para o idoso, podendo acarretar dramáticas consequências para a família e, em especial, para o aposentado. É comum que a aposentadoria implique na redução do contato com amigos e colegas de trabalho. A diminuição dos rendimentos também pode estar associada à aposentadoria, trazendo novas limitações nessa etapa da vida. Implicitamente, a possibilidade de ser produtivo é podada. Por meio da aposentadoria, diferentes perdas podem ser vividas pelo idoso, como a perda de *status* e até mesmo de identidade profissional. A perda de recursos financeiros está, ainda, atrelada à exacerbação de problemas, tais como a solidão e as dificuldades de ajustamento a um novo papel. Para muitos idosos, então, o período entre a aposentadoria e a morte pode não oferecer possibilidades de novas construções e produções (Bromberg, 2000).

Em *O amor nos tempos do cólera*, o doutor Urbino, aos 81 anos, se recusava a se aposentar. No entanto, estava plenamente consciente de que era solicitado apenas para atender aos pacientes cuja situação clínica já era considerada perdida ou impossível de ser contornada. Entretanto, o médico acreditava que o atendimento de casos aparentemente perdidos poderia ser uma forma de especialização médica. O doutor Urbino seguiu em sua rotina profissional até o dia de sua morte. Apesar de ser chamado para atender apenas casos considerados perdidos, o doutor Urbino ainda era consultado por antigos alunos, pois eles reconheciam que ele tinha o chamado "olho clínico". Dessa forma, o médico tinha sua experiência profissional acumulada valorizada em seu meio social quando era requisitado a ajudar os alunos.

Paradoxalmente, Urbino também era profissionalmente desqualificado em seu meio social. Envelheceu e apenas era solicitado para atender os pacientes que já não tinham muitas alternativas de tratamento. Compreendemos que o médico era experiente e, ao mesmo tempo, antigo ou ultrapassado. Isso parece ocorrer frequentemente com pessoas que continuam a trabalhar mesmo quando já passam da idade de requerer aposentadoria. Na sociedade contemporânea, com a velocidade de difusão das informações, a experiência profissional acumulada pode vir a ser mais desvalorizada.

Outro personagem da ficção que oferece subsídios para pensarmos a aposentadoria e o fim das relações de trabalho como um momento de grande perda para o idoso é o *Rei Lear,* de Shakespeare, apresentado anteriormente. Ao deixar de desempenhar suas funções como rei, Lear vivencia o desencadeamento de diversas perdas. São perdas financeiras e perdas relacionadas ao conforto. As perdas relacionadas aos relacionamentos interpessoais nos parecem igualmente dramáticas. Destituído, Lear passa a ser visto como inútil e incapaz. As filhas herdeiras, que antes tratavam o rei com aparente respeito e admiração, agora desdenham dele.

Outra dimensão de perda frequente e dolorosa na velhice é a morte de amigos, colegas e familiares. Bromberg (2000) destaca que a perda do companheiro ou companheira costuma trazer intenso sofrimento para o idoso e configura-se como uma das piores perdas experimentadas na velhice. Pode, inclusive, catalisar e acelerar a experiência de outras perdas relacionadas ao processo de envelhecimento.

No romance em questão, o doutor Urbino constata, em seu processo de envelhecimento, que mesmo as pessoas mais velhas não eram mais velhas do que ele. Ademais, se dá conta de que, nos retratos de grupo de sua geração, ele era o único que continuava a viver. Dessa forma, Urbino sobreviveu aos amigos e viveu, possivelmente, o processo de luto em repetidas ocasiões que lhe evidenciaram sua própria velhice e finitude.

Quando o próprio doutor Urbino morre, ao cair de uma escada para apanhar seu papagaio de estimação no galho da mangueira, ainda conseguiu olhar mais uma vez para sua companheira de cinquenta anos de vida em comum, e, em meio às lágrimas "[...]da dor que jamais se repetiria de morrer sem ela, e a olhou pela última vez para todo o sempre com os mais luminosos, mais tristes e mais agradecidos olhos que ela jamais vira no rosto dele" (p. 59), viveu a grande dor de morrer e deixar a companheira.

Na passagem acima, Gabriel García Márquez nos ensina que também pode ser imensurável a dor da perda e da separação para quem morre. Para o doutor Urbino, consistia no temor da solidão, com a qual acreditava que a esposa teria de conviver após sua morte. Como temia, Fermina Daza, sua esposa, passou a vivenciar a dor e a solidão da viuvez. No romance, há relatos do profundo sentimento de desamparo que experimentou em seus primeiros instantes de viúva. E chorou muito. Chorou pela perda do esposo, mas também pela solidão que estava experimentando. Chorou por ele e por ela mesma. Afinal, havia dormido sozinha poucas vezes desde que deixara de ser virgem na viagem de núpcias.

Na noite em que perdeu o esposo, implorou a Deus, enquanto dormia, para que ela também morresse. Conseguiu dormir em sua primeira noite de viúva, mas sentindo a falta do contrapeso do corpo do companheiro na outra margem da cama. A dor persistiu intensa por longo período:

> Não podia afugentar um recôndito sentimento de rancor contra o marido por havê-la deixado só no meio do oceano. Tudo o que era dele a fazia chorar: o pijama

> debaixo do travesseiro, os chinelos que sempre lhe pareceram de doente, a recordação de sua imagem se despindo no fundo do espelho enquanto ela se penteava para dormir, o cheiro de sua pele que havia de persistir na dela muito tempo depois da morte. Parava no meio de qualquer coisa que estivesse fazendo e dava um tapinha na própria testa, porque de repente se lembrava de alguma coisa que esquecera de lhe dizer. A cada instante lhe vinham à mente as tantas perguntas cotidianas que só ele podia responder. Certa vez ele dissera algo que ela não podia conceber: os amputados sentem dores, cãibras, cócegas na perna que não têm mais. Assim se sentia ela sem ele, sentindo que ele estava onde não mais se encontrava (p. 346).

Para Fermina Daza, a perda do marido foi sentida como a perda de uma parte de si, que, de alguma forma, parecia presente apesar da ausência. Seu cotidiano, sua rotina e seus comportamentos pareciam inundados de saudade e desamparo após a morte do companheiro de mais de meio século. Sentar-se à mesa de refeições, dormir na cama compartilhada e deparar-se com objetos e situações que lhe remetiam ao marido constituíram penosas tarefas em sua viuvez. Chegou a se abalar com o seguinte pensamento: "As pessoas que a gente ama deviam morrer com todas as suas coisas" (p. 69).

A velhice entre a sabedoria madura e a ingenuidade infantil

As perdas vivenciadas no processo de envelhecimento permitem, conforme sugere a obra de García Márquez, uma compreensão mais apurada da possível e recorrente associação da velhice com a infância e a ingenuidade e inocência que lhe são peculiares. Nesse contexto, a velhice pode ser imaginada como um doloroso e lento retorno à infância ou, ainda, como uma feliz e tranquila volta às primeiras fases do desenvolvimento humano. Essa concepção parece se constituir e apresentar como essência a crescente dependência e necessidade de cuidados especiais, constatada em diversos casos em pessoas mais idosas. Parece que as perdas vividas na velhice favorecem essa associação imaginária do sujeito idoso com a criança.

Em *O amor nos tempos do cólera*, Fermina Daza constata, aos poucos, as perdas vividas no envelhecimento de seu marido. Acaba por atrelá-las, imageticamente, à infância, conforme revela a seguinte passagem:

> Tinha ido descobrindo aos poucos a insegurança dos passos do marido, seus transtornos de humor, as fissuras de sua memória, seu costume recente de soluçar durante o sono, mas não os identificou como os sinais inequívocos do óxido final e sim como uma volta feliz à infância. Por isso não o tratava como a um ancião difícil e sim como a um menino senil, e esse engano foi providencial para ambos porque os pôs a salvo da compaixão (p. 39).

Fermina Daza identifica as perdas vivenciadas no envelhecimento de seu marido não como indícios da proximidade da morte ou como sinais da idade avançada, mas como um retorno afortunado à infância. Essa identificação parece benéfica para ela e também para o doutor Urbino, uma vez que evita o sentimento de compaixão diante da dor da experiência das perdas progressivamente constatadas por ambos. Além disso, desde que o marido sofreu uma queda no banheiro que poderia ter lhe custado a vida na idade em que estava, Fermina Daza dava banho nele, reproduzindo o mesmo ritual que fazia com os filhos recém-nascidos. Após o banho, ajudava-o a se vestir.

Lembrava-se de que, inicialmente, o ajudava por amor, mas que havia aproximadamente cinco anos o ajudava a se vestir porque ele já não conseguia fazê-lo sozinho. O doutor Juvenal Urbino, aos 81 anos, compreende que não havia candura, ou seja, inocência ou pureza mais perigosa que a de sua idade. Para o personagem, nessa passagem, a velhice aparece atrelada à ingenuidade. A associação imaginária parece evidenciar, ainda, uma maior vulnerabilidade e necessidade de cuidados muitas vezes relacionados a essa fase da vida.

Além dessas referências presentes em *O amor nos tempos do cólera*, em *Memórias de minhas putas tristes* (2005a) constatamos essa ligação imaginária da velhice com a infância no momento em que o protagonista reencontra Rosa Barcas, dona da casa clandestina com a qual não se encontrava havia cerca de vinte anos. Constata que sua pele lhe parecia acanelada, e sua voz aveludada a fazia parecer "[...]uma menina velha" (p. 27).

Erasmo de Rotterdam (1511/1979), em *Elogio da loucura*, também destaca a associação imaginária da velhice com a infância. Ressalta e sustenta o seguinte provérbio: "Os velhos são duas vezes crianças". Para ele, a velhice implica na libertação de aflições, ou seja, na isenção de aborrecimentos e inquietações, tal como ocorre na infância. No entanto, defende que a velhice seja uma fase da vida ainda mais feliz que a infância:

> [...] a felicidade da velhice supera a da meninice. Não se pode negar que a infância é muito feliz; mas, nessa idade, não se tem o prazer de tagarelar, de resmungar por trás de todos, como fazem os velhos, prazer que constitui o principal condimento da vida. Outra prova do meu confronto é a recíproca inclinação que se nota nos velhos e nos meninos, e o instinto que os leva a manterem entre si boas relações. Assim é que se verifica *que todo semelhante ama o seu semelhante* (p. 20).

Para o autor, a velhice e a infância constituem etapas da vida que se aproximam. É nesse contexto que velhos e meninos tendem a se relacionar bem e apresentar afinidades. O pensador destaca, ainda, pontos de encontro nesses diversos momentos do desenvolvimento humano:

> De fato, essas duas idades têm uma grande relação entre si, e não vejo nelas outra diferença senão as rugas da velhice e a porção de carnavais que os primeiros têm sobre a corcunda. Quanto ao mais, a brancura dos cabelos, a falta dos dentes, o abandono do corpo, o balbucio, a garrulice, as asneiras, a falta de memória, a irreflexão, numa palavra, tudo coincide nas duas idades. Enfim, quanto mais se entra na velhice, tanto mais se aproxima o homem da infância, a tal ponto que sai deste mundo como as crianças, sem desejar a vida e sem temer a morte (p. 20).

Para o referido autor, a infância e a velhice compartilham semelhanças e apresentam poucas diferenças. Assim, ele evidencia características físicas e comportamentos comuns a essas duas fases da vida que seriam, ainda, as mais felizes. Para Erasmo de Rotterdam, a aproximação da velhice e da infância não constitui essencialmente uma questão dolorosa. Ao contrário, é significada de forma positiva, uma vez que se relaciona à desobrigação de inquietações e à felicidade e prazeres.

Apesar do imaginário sobre a velhice como um retorno à infância e sua peculiar inocência, é importante ressaltar que, imaginariamente, a velhice é associada também à sabedoria e à experiência de vida. Nesse sentido, Beauvoir (1976) sustenta que a velhice é socialmente vista de forma sublimada e estereotipada e destaca, assim, que a sabedoria e a experiência são atributos comumente associados à pessoa idosa na sociedade.

O idoso é, portanto, representado como um sábio e conhecedor da vida em suas adversidades e alegrias, ou seja, é visto como alguém que tem algo importante a dizer para os mais jovens. No entanto, Beauvoir esclarece que a associação da velhice com sabedoria e experiência de vida muitas vezes pode implicar na cobrança social de que todas as pessoas mais velhas se comportem de acordo com essa concepção em todos os momentos da vida:

> Os velhos provocam escândalo quando manifestam os mesmos desejos, sentimentos e reinvidicações dos jovens; o amor e o ciúme, neles, parecem ridículos ou odiosos, a sexualidade é repugnante, a violência derrisória. Têm a obrigação de dar exemplos de todas as virtudes. Acima de tudo, deles se exige serenidade: afirma-se que a possuem e isto autoriza um desinteresse pelo seu infortúnio (Beauvoir, 1976, p. 8).

A autora esclarece que, ao se atribuir a sabedoria aos idosos, pressupõe-se, com frequência, que eles podem resolver sozinhos seus problemas e responder às próprias demandas. O desinteresse e abandono das pessoas em idade avançada ganha respaldo e se explica socialmente. O desejo, o amor, a paixão, o sexo e muitas emoções intensas e próprias do homem são consideradas, na sociedade, como manifestações avessas à sabedoria e, portanto, inesperadas na velhice e até impróprias aos idosos. Por fim, Beauvoir (1976) acrescenta que os idosos, ao fugirem da imagem de sábios, também podem ser vistos como doidos, caducos e decrépitos. Dessa forma, a sociedade acaba, de ambas as formas, segregando o velho. Os idosos acabam sendo vistos e representados de forma apartada dos outros homens.

Para Jeremiah de Saint-Amour, personagem de *O amor nos tempo do cólera*, a velhice constituía subjetivamente um destino insuportável e indigno. Para ele, a morte prematura aos sessenta anos configurou-se no antídoto possível à velhice. Suicidou-se para não ser velho. Perguntamo-nos se a concepção que levou Jeremiah de Saint-Amour a essa irrevogável decisão não foi o imaginário predominantemente negativo e socialmente construído associado à velhice.

Embora outros personagens do romance vivam a velhice de formas diversas, constatamos que alguns deles procuram e se empenham, de alguma forma, em adiar ou remediar essa fase da vida. Assim, Florentino Ariza optou por um grande dispêndio de recursos financeiros para que os outros não percebessem sua verdadeira idade aos 76 anos. Desejava parecer mais jovem e, para isso, dedicou muita força de vontade e engenho. Já o doutor Urbino, embora tenha evitado receitar paliativos para a velhice em sua atuação como médico, fazia uso desses paliativos com grande frequência. E o fazia às escondidas, pois, para ele, as dores do envelhecimento não eram facilmente suportadas.

Apesar de considerarmos importante o entendimento e consideração das perdas associadas à velhice, sejam estas referentes à dimensão fisiológica, social, psicológica ou financeira, acreditamos que a velhice e o processo de envelhecimento não podem ser reduzidos a essas perdas. É imprescindível uma abordagem que busque abarcar melhor a complexidade do fenômeno do envelhecimento em suas perdas e lutos, mas também em seus ganhos, conquistas e possibilidades de resignificação.

O imaginário social sobre a velhice

Desejo que você, sendo jovem,
Não amadureça depressa demais,
E que sendo maduro, não insista em rejuvenescer,
E que sendo velho, não se dedique ao desespero.
Porque cada idade tem o seu prazer e a sua dor e
É preciso deixar que eles escorram por entre nós.

Victor Hugo

Neste capítulo, apresentamos e discutimos alguns conceitos e formulações teóricas sobre o imaginário social acerca da velhice. É adotado um olhar psicológico que também preserva um profundo diálogo com outras disciplinas e autores das humanidades, cujas contribuições auxiliam na compreensão do complexo processo de envelhecimento e suas consequentes perdas na sociedade contemporânea. Num primeiro momento, destacaremos brevemente nosso entendimento sobre imaginário social, identificando, em seguida, elaborações teóricas sobre subjetividade individual e subjetividade social. Posteriormente, serão abordados preconceitos frequentemente associados à velhice numa perspectiva psicanalítica, com destaque aos mecanismos de defesa do ego envolvidos na análise do fenômeno.

Diaz (1996, citado por Pechula, 2008) entende como imaginário social o complexo emaranhado de relações que envolvem as práticas e discursos construídos socialmente. Para Diaz, o imaginário social é constituído por modelos socialmente compartilhados, concebidos a partir de coincidências valorativas das pessoas. Essas coincidências individuais de valores convergem em padronizações sociais, ou seja, num imaginário socializado, compartilhado.

A autora ressalta que as relações construídas em coletividade impactam as distintas esferas da sociedade e o imaginário constituído permanece em todas as instituições e instâncias sociais. Ao se conhecer o imaginário social, é possível, portanto, obter uma melhor identificação e compreensão de determinados comportamentos adotados pelas pessoas, como aqueles considerados desejados, ideais ou modelos a serem seguidos.

Nesse contexto, acreditamos que, por outro lado, as discussões sobre o imaginário social também permitem um entendimento mais profundo sobre os comportamentos, características e qualidades socialmente consideradas indesejadas e/ou sujeitas a críticas e recriminações. O imaginário social reflete crenças e valores compartilhados pelos membros de uma sociedade e nos permite conhecê-la com maior profundidade, como Diaz (1996, citado por Pechula, 2008, p. 4) defende a seguir:

É o mecanismo que nos permite compreender as condutas das pessoas que aspiram certos ideais ou modelos, considerados dignos de serem seguidos. Esses modelos constituem, então, os seus paradigmas reguladores. No entanto, o valor concebido imageticamente é, ao mesmo tempo, individual e social. Dessa forma, "as ideias reguladoras, como ideias que são" existem tanto na imaginação individual quanto no imaginário coletivo e "produzem materialidade, quer dizer, efeitos na realidade"[...] O imaginário coletivo, então, é fruto dos valores conhecidos e compartilhados numa determinada época. Funciona como parâmetros das condutas, das palavras e das expectativas.

Diante disso, e por acreditarmos que esse imaginário social delineia processos subjetivos individuais e reflete uma subjetividade socialmente partilhada, destacaremos a seguir algumas considerações conceituais sobre o fenômeno. Optamos por focar os conceitos de subjetividade social e subjetividade individual, pois eles possibilitam também um amplo e indispensável diálogo para a compreensão das intrincadas dimensões individual e social do imaginário. Essa escolha, além de necessária, por encontrar embasamento numa diversidade de referenciais teóricos e científicos nas humanidades, permite um olhar profundo e notadamente psicológico sobre o fenômeno do imaginário social com relação ao processo de envelhecimento e às perdas a ele relacionadas.

O conceito de subjetividade para a compreensão do imaginário

Para compreender o imaginário social sobre as perdas associadas ao envelhecimento, temos contribuições importantes de teóricos da subjetividade. O imaginário social é entendido a partir da conceituação de subjetividade social como uma construção coletiva. A subjetividade se constitui em níveis social e individual fortemente intricados, que não podem ser considerados isoladamente. Ambos os níveis são essenciais na compreensão do imaginário social.

A subjetividade se relaciona com um nível de desenvolvimento da psique que não responde a uma ordem estritamente biológica e instintiva, mas passa a corresponder a uma dimensão simbólica, social e cultural complexa. A subjetividade dos seres humanos os diferencia qualitativamente dos animais, que são movidos por processos psíquicos automáticos. Isso significa que subjetividade é um atributo do homem que lhe proporciona a vivência e a experiência simbólica e cultural.

Em seu livro *O social na psicologia e a psicologia social: a emergência do sujeito*, Rey (2004) ressalta que a categoria "subjetividade" proporciona a compreensão de diversas possibilidades de produção psíquica, específicas de cenários sociais e culturais. Assim, o subjetivo não pode ser compreendido de forma apartada do contexto e da organização social. Pelo contrário, deve haver uma compreensão dialética das dimensões individual e social de sua construção:

> A subjetividade é um sistema complexo de significações e sentidos subjetivos produzidos na vida cultural humana e ela se define ontologicamente como diferente dos elementos sociais, biológicos, ecológicos e de qualquer outro tipo, relacionados entre si no complexo processo de seu desenvolvimento (Rey, 2002, p. 36).

Por sentido subjetivo, o autor entende não apenas as produções simbólicas, mas também as emoções, constituindo esses dois domínios uma unidade impossível de ser fragmentada

(Rey, 2003). Não é possível compreender subjetividade em sua plenitude sem levarmos em consideração, ao mesmo tempo, o potencial tanto simbólico como emotivo do homem. A subjetividade envolve, portanto, não apenas aspectos simbólicos e cognitivos, mas também as emocionalidades.

O desenvolvimento psíquico humano e a cultura se relacionam de forma complexa e intrínseca, constituindo um vínculo cujo entendimento deve considerar também as diferenças, contradições e a inerente indissociabilidade. Estamos nos apoiando, portanto, em um posicionamento dialógico e discursivo que permite o reconhecimento do caráter complexo da subjetividade humana. A subjetividade é complexa, também, por ser concebida como um processo ou uma construção determinada por múltiplos fatores.

Outro aspecto importante a ser considerado se refere à flexibilidade e à versatilidade como atributos da subjetividade. O homem é capaz de produzir processos culturais que transformam seu modo de vida, o que leva à reconstituição da subjetividade social e individual (Rey, 2002). A perspectiva apresentada leva em consideração o dinamismo dos processos subjetivos. Tratam-se de atributos positivos, uma vez que possibilitam transformações e reconstituições dos processos de subjetivação.

Enquanto conceito, pode-se afirmar que a subjetividade individual é constituída por processos subjetivos que se dão em histórias diferenciadas de sujeitos singulares. A subjetividade individual se constitui pela particularidade da história de cada um (Rey, 2004). No entanto, os processos de subjetivação individual estão sempre articulados com os sistemas de relações sociais. Eles encontram um momento de expressão no nível individual e outro momento no nível social, ambos gerando diferentes consequências, que se integram em dois sistemas da própria tensão recíproca em que coexistem, quais sejam, a subjetividade social e a individual (Rey, 2003). Por sua vez, compreende-se a subjetividade social como produto de processos de significação e de sentido que constituem cenários da vida social. Esses processos formatam os meios e contextos nos quais as pessoas vivem, caracterizando os sistemas de relações sociais. Assim, a subjetividade social também é compreendida como um sistema complexo, cuja concepção acontece tanto em um nível individual quanto social. Dessa forma, o indivíduo é, ao mesmo tempo, construtor da subjetividade social e construído nessa esfera, conforme destaca Rey (2003):

> A subjetividade social não é uma abstração, é o resultado de processos de significação e sentido que caracterizam todos os cenários de constituição da vida social, e que delimitam e sustentam os espaços sociais em que vivem os indivíduos, por meio da própria perpetuação dos significados e sentidos que os caracterizam dentro do sistema de relações em que eles atuam e desenvolvem (p. 206).

De acordo com o exposto, compreendemos que as categorias de subjetividade social e subjetividade individual parecem contribuir para acabar com a suposta dicotomia indivíduo *versus* sociedade. Nesse contexto, o sujeito é abordado como escultor da subjetividade social, mas também como esculpido por ela. As esferas sociais e individuais se constroem mutuamente. Acreditamos, portanto, que não há um determinismo linear social a respeito da subjetividade individual, e o que percebemos é um processo de integração mútua.

A relação entre subjetividade social e individual nasce na medida em que a condição de sujeito individual se define dentro do tecido social em que vive. É a partir da inserção do homem na sociedade e na cultura que sua personalidade se constrói. Os processos de subjetividade individual são um momento da subjetividade social. Contudo, um fenômeno não se dilui e não se confunde com o outro.

Ainda em relação à importância da integração das dimensões social e individual da subjetividade, Neubern (2004) destaca, com base no pensamento de Edgar Morin, que a compreensão da dialógica entre o todo e as partes constitui um grande desafio em diferentes áreas do conhecimento. No caso da clínica psicológica, uma abordagem reducionista dessa relação pode conduzir à fragmentação do sujeito, de forma que o conhecimento se construiria de maneira distorcida. Acreditamos, portanto, que para a psicologia clínica, o reconhecimento dos elementos culturais é essencial, bem como de sua complexa relação com as subjetividades individual e social.

Nesse sentido, percebemos o imaginário social sobre a velhice como uma construção subjetiva, cujas origens, expressões e impactos se encontram em ambos os níveis: social e individual. Consequentemente, os entendimentos e emoções relacionados à velhice são construções que proporcionam ao sujeito entrar em contato com o mundo em que vive e também atuar nesse mundo. O sujeito que envelhece exerce um papel ativo no próprio processo de envelhecimento, que, apesar de ser socialmente delimitado, configura-se de forma muito particular para cada um. Compreendemos, portanto, o homem como um sujeito que, ao longo da vida e permanência em sociedade, participa de seu envelhecimento.

Preconceitos, velhice e mecanismos de defesa do ego

Assim como analisar elementos teóricos da subjetividade é importante para a compreensão do imaginário social, identificar preconceitos presentes e recorrentes em determinada sociedade constitui valorosa contribuição para o conhecimento dos processos subjetivos que perpassam especificamente o imaginário social sobre a velhice. Em *La vejez: una mirada gerontológica actual*, Leopoldo Salvarezza, psicanalista e referência internacional em psicogerontologia, defende que a compreensão da velhice e do imaginário social que a perpassa envolve, necessariamente, o conhecimento e a discussão dos preconceitos relacionados ao processo de envelhecimento e ao idoso:

> Creio que temos que considerar o imaginário social como uma construção coletiva, mais ou menos arraigada em vastos setores sociais, porém não em todos, e dentro do qual tem um lugar preponderante os preconceitos, é dizer aquela categoria de pensamentos e/ou crenças que não tem sido adequadamente processadas a partir de conhecimentos cientificamente comprováveis. Ainda que a estrutura do imaginário social seja sempre a mesma, a forma como este adquire em relação às distintas temáticas estará determinada pelos elementos subjetivos, que estão em jogo frente a estas últimas (Salvarezza, 2005a, p.28).

Como a própria palavra sugere, preconceito se refere a uma ideia preconcebida, a um conceito prematuro, ou seja, precoce. Segundo Buarque de Holanda (1999), o preconceito pode ser definido como "[...]conceito ou opinião formados antecipadamente, sem maior ponderação ou conhecimento dos fatos; ideia preconcebida; julgamento ou opinião formada sem se levar em conta o fato que os conteste; prejuízo; superstição, crendice".

No entanto, também pode ser compreendido, segundo o referido autor, como "[...]suspeita, intolerância, ódio irracional ou aversão a outras raças, credos, religiões etc." Dessa forma, conforme a própria significação nos aponta, o preconceito não deixa espaço para o contraditório, e não tem, por isso, consistência científica. Além disso, pode ser pensado como uma crença com prováveis implicações negativas para a vida em sociedade.

Na mesma direção, Allport (1963) explica, em seu pioneiro estudo intitulado *A natureza do preconceito*, que o preconceito envolve uma aversão baseada unicamente em uma generalização equivocada e rígida. Esclarece, ainda, que pode ser expresso publicamente ou ficar restrito aos sentimentos íntimos, sem serem expressos. Também ressalta que pode ser orientado a uma única pessoa, por ser identificada como integrante de determinado grupo, ou, ainda, a um grupo específico.

Brown (1995, citado por Fernandes *et al.*, 2007, p. 41), por sua vez, destaca outra relevante dimensão do preconceito, além do sentimento de antipatia ou da construção de conceitos negativos associados a grupos ou indivíduos específicos. Segundo o autor, o preconceito também está profundamente relacionado ao comportamento de discriminação e segregação. Assim, podemos considerar que a construção dos preconceitos conduz à intolerância em relação às diferenças e constituem, portanto, potencial fonte de sofrimento para o homem:

> Considera-se que os preconceitos se desenvolvem no interior dos processos de exclusão social e se modificam junto com estes, podendo ser definidos como uma forma de relação intergrupal onde, no quadro das relações de dominação entre grupos, desenvolvem-se e expressam-se atitudes negativas e depreciatórias, bem como comportamentos hostis e discriminatórios em relação a membros de um grupo, pelo fato de pertencerem a esse grupo.

É preciso destacar que existe uma dimensão de poder e dominação na temática dos preconceitos. Uma ideologia dominante e falaciosa, como pode se apresentar um preconceito, pode gerar a exclusão e a perda de poder e *status* de todo um grupo social. Reforçamos, portanto, que os preconceitos podem ter implicações subjetivas que causam o sofrimento de pessoas ou, também, de grupos inteiros. Os preconceitos atrelados à velhice, por exemplo, podem fornecer valiosos indícios da condição ou situação na qual se encontram os idosos em determinado grupo ou cultura. Permitem indicar, dessa forma, se o idoso ocupa um lugar privilegiado ou se sofre com a segregação e exclusão decorrentes das ideias predominantemente negativas sobre o envelhecimento.

Salvarezza (2005a) afirma também que os idosos ocupam um lugar à margem da sociedade. Eles são discriminados e segregados por atitudes que têm como base os preconceitos socialmente construídos e associados às pessoas idosas. Essas atitudes foram denominadas pelo psiquiatra Robert Butler, precursor e estudioso do tema, como *ageism*, ou, em espanhol, conforme tradução de Salvarezza, *viejismo*. O termo se refere aos preconceitos associados à pessoa idosa em nossa cultura. Os preconceitos com o idoso podem, assim como todas as outras ideias preconcebidas, permanecer na dimensão inconsciente ou consciente.

Viejismo se refere, portanto, a comportamentos edificados a partir de estereótipos sociais que, quando amplamente difundidos e usados de forma generalizada, estruturam os preconceitos. Tratam-se de comportamentos complexos e multideterminados, nos quais dimensões históricas, sociais, culturais, ideológicas e psicológicas precisam ser consideradas (Salvarezza, 2005b). É importante ressaltar que, nesse contexto, o fator que gera a discriminação e consequente exclusão do idoso é a idade avançada.

Em *Adultos mayores: su psicoanalisis hoy*, Adduci (2004) nos ensina que a atitude de evitar a velhice na sociedade acontece desde um juízo prematuro até atos extremos de discriminação e segregação, semelhantes às práticas de grupos racistas. Dessa forma, o preconceito contra o idoso pode gerar sua desumanização e consequente exclusão do meio social. O preconceito, portanto, perpassa o imaginário social sobre a velhice e não pode ser desconsiderado como um fator primordial para compreender o envelhecimento.

De acordo com Salvarezza (2005b), os preconceitos são construções subjetivas que podem ter sido elaboradas de forma equivocada do ponto de vista consciente e cujos fundamentos são conteúdos subjetivos alicerçados em expectativas, desejos, ou, ainda, em temores individuais. Ademais, constituem a intimidade do sujeito, sendo, portanto, de difícil acesso, uma vez que o sujeito geralmente não compartilha verbalmente essa intimidade devido aos mecanismos de controle do ego. O autor argumenta ainda que, apesar de serem conteúdos frequentemente ocultados, podem se tornar explícitos no comportamento do sujeito. Os preconceitos, então, atuam sobre o sujeito, definindo pensamentos e comportamentos.

Ainda que de forma inconsciente, os preconceitos têm impacto significativo nos comportamentos e na vida social do sujeito. Não é por estarem ausentes da consciência que eles não têm atuação. Assim, constituem um foco importante para a apreensão do imaginário social que cerca a velhice, bem como de processos subjetivos relacionados ao processo de envelhecimento.

Além disso, as atitudes discriminatórias em virtude apenas da velhice são apontadas por Salvarezza (2005b) como expressão da negação do processo de envelhecimento do próprio sujeito que segrega e em sua projeção naqueles que já estão velhos. Assim, a velhice é colocada como algo que acontece aos outros, e não com a própria pessoa que discrimina. Trata-se, no entanto, de um sentimento fantasioso e falacioso, pois o processo de envelhecimento começa muito cedo no homem. No entanto, o sujeito que discrimina os mais velhos pode acabar se tornando vítima de si mesmo quando vivenciar de perto o próprio envelhecimento. Ao agir e pensar dessa forma, o indivíduo pode encarar a própria velhice e o avançar da idade como algo terrivelmente sofrido e irreparável, fortalecendo, assim, todas as ideias errôneas que os preconceitos carregam. É importante ressaltar que, para o referido autor, a velhice do próprio sujeito é negada quando há uma atitude de segregação. Segundo Laplanche e Pontalis (2004), em seu *Vocabulário da Psicanálise*, a negação constitui, para Sigmund Freud, "[...]a recusa da percepção de um fato que se impõe no mundo exterior" (p. 293). Trata-se de um mecanismo de defesa do ego, uma forma específica de resistência definida pelos autores como o "[...]processo pelo qual o sujeito, embora formulando um dos seus desejos, pensamentos ou sentimentos até então recalcado, continua a defender-se dele, negando que lhe pertença" (p. 293).

Em *O ego e os mecanismos de defesa*, Anna Freud (2006) apresenta os mecanismos de defesa como essencialmente responsáveis por permitirem a segurança egoica e evitar que o ego experimente a "dor". A autora afirma que essa "dor" pode ter origem interna ou no mundo externo. Dessa forma, a negação do sujeito de seu processo de envelhecimento pode ter por finalidade assegurar a integralidade do ego.

Segundo Laplanche e Pontalis (2004), a projeção, assim como a negação, também constitui um mecanismo de defesa do ego. No entanto, a projeção é caracterizada pela recusa ou desconhecimento pelo sujeito de desejos, sentimentos ou qualidades do próprio sujeito que são atribuídos – ou seja, projetados – em outro, seja esse outro uma pessoa ou coisa. Caracteriza-se, então, pela atribuição a algo externo de algo que se recusa a conhecer em si mesmo ou, ainda, que se recusa a ser, conforme definição dos referidos autores:

> No sentido propriamente psicanalítico, operação pela qual o sujeito expulsa de si e localiza no outro – pessoa

ou coisa – qualidades, sentimentos, desejos e mesmo "objetos" que ele desconhece ou recusa nele. Trata-se aqui de uma defesa de origem muito arcaica, que vamos encontrar em ação particularmente na paranoia, mas também em modos de pensar "normais", como a superstição (p. 374).

Podemos concluir, conforme o exposto, que o sujeito que discrimina em função da idade avançada parece projetar no outro, já velho, os próprios temores e sentimentos relacionados ao processo de envelhecimento. Dessa forma, é possível pensarmos os preconceitos a partir do entendimento da dinâmica psíquica do sujeito, enfocando os mecanismos de defesa do ego.

Exclusão, doença e inatividade no imaginário sobre a velhice

Años, composição do poeta cubano Pablo Milanés, nos ajuda a vislumbrar e compreender o imaginário social associado ao envelhecimento. Na canção, o sujeito, com o passar dos anos, não reflete mais o amor como antes. As conversas, beijos e abraços são sempre permeados pela razão. No lugar do amor surgem sentimentos diversos, que, como a própria canção indica, são muito menos passionais que os amores juvenis. O sujeito ganha um ar mais conciliatório e sábio, conseguindo ser mais permissivo e conquistando harmonia. As horas vão passando, morrendo, e o sujeito as contempla à medida que a razão se impõe:

Años

El tiempo pasa,
nos vamos poniendo viejos
y el amor no lo reflejo, como ayer.

En cada conversación,
cada beso, cada abrazo,
se impone siempre un pedazo de razón.

Pasan los años,
y cómo cambia lo que yo siento;
lo que ayer era amor
se va volviendo otro sentimiento.
Porque años atrás
tomar tu mano, robarte un beso,
sin forzar un momento
formaban parte de una verdad.

Vamos viviendo,
viendo las horas, que van muriendo,
las viejas discusiones se van perdiendo
entre las razones.
A todo dices que sí,
a nada digo que no,
para poder construir la tremenda armonía,
que pone viejos, los corazones.

Como veremos a seguir, na literatura pertinente sobre a velhice, essa fase da vida é atrelada frequentemente a generalizações estereotipadas que associam a velhice à sabedoria, vista como uma virtude contemplativa. Já o amor e a paixão são representados como próprios da juventude e, portanto, distantes da velhice, colocada como uma etapa da vida em que o sujeito está fadado ao adoecimento e à morte.

Para Salvarezza (2005a, p.50), no livro *La vejez: una mirada gerontológica,* os velhos são vistos como "[...]portadores inocutables de una mala noticia". A notícia é que, "[...]si tenermos tiempo todos vamos a ser viejos". Ou seja, todos que não morrerem

O imaginário social sobre a velhice

cedo serão velhos, sem dúvida, em determinado momento. Essa é uma certeza inevitável que constitui uma importante razão para que os idosos sejam segregados e excluídos. Por trazerem uma notícia tão ameaçadora, é melhor que fiquem invisíveis e inalcançáveis aos sentidos. Assim, a ameaça fica ilusoriamente mais distante e perde intensidade.

Uma perversa dimensão das atitudes preconceituosas é que a vítima do preconceito é também, de alguma forma, culpada por seus problemas. Assim, o idoso é socialmente responsabilizado por suas dificuldades e limitações. Dessa forma, a discriminação é alimentada e ganha proporções maiores. As diversas dimensões, de ordem econômica, social ou cultural, não são levadas em consideração, e o idoso tende a ser identificado como o culpado pelas adversidades que enfrenta, como destaca Salvarezza (2005a).

Os preconceitos relacionados à velhice frequentemente têm como base uma suposta oposição entre juventude e velhice. Assim, em diferentes aspectos, a velhice e a juventude são vistas como extremos opostos e não como diferentes momentos do desenvolvimento humano. Como exemplo disso é possível assinalar que, se no imaginário socialmente construído o amor e a paixão pertencem à juventude, os mesmos estariam totalmente ausentes na velhice. A vitalidade também é vista como atributo próprio da juventude, restando aos idosos apenas a passividade e a morte. Por fim, destaca-se a associação da velhice com a doença, como desenvolveremos a seguir.

Quanto à capacidade de amar e se apaixonar como característica exclusiva dos jovens, na sociedade contemporânea o idoso parece não ser representado como capaz para o amor e as paixões. Essas características parecem ser vistas como inerentes ao jovem e são negadas ao idoso. Salvarezza aponta que, a despeito de inúmeros exemplos que demonstram a preservação do desejo e da capacidade para o amor na velhice, "[...] *el imaginário popular, horrorizado com el fantasma de la vejez, de la própria vejez, transforma la realidad y la acomoda a sus deseos y temores*" (2005a, p. 32). Constrói-se, desse modo, uma subjetividade socialmente edificada e constituída de conteúdos e emoções predominantemente negativos e estereotipados sobre o envelhecer. É nesse contexto que os preconceitos são consolidados e afetam profundamente a vida das pessoas, trazendo, com frequência, sofrimento e demandas clínicas importantes.

Em *O amor nos tempos do cólera*, Florentino Ariza, aos 76 anos de idade, quase enlouquece de amor e desejo por América Vicuña, uma de suas tantas amantes que tinha apenas catorze anos. Seu amor por ela é descrito no romance como febril e verdadeiro. Ela o amou igualmente. No entanto, os dois amantes não precisavam tomar maiores precauções para que outras pessoas não descobrissem o romance, dentre outros motivos, pelas idades extremas que os deixavam a salvo de qualquer suspeita. É possível constatar que, socialmente, Florentino Ariza, por ser considerado um ancião, não era visto como alguém que pudesse amar apaixonadamente uma pessoa de apenas catorze anos. Essa associação imaginária da velhice como uma fase da vida em que o desejo, a paixão e o amor parecem esvanecer pode ter sido importante para que os dois personagens se amassem sem interferências.

Em outra passagem do romance, Florentino Ariza busca romper seu relacionamento com América Vicuña, comunicando a ela que vai se casar. Ela recebe a notícia com hesitação e sorri, afirmando: "– Está brincando – disse – Os velhinhos não se casam". Na ocasião, ela considerou absurda a possibilidade de que Florentino Ariza viesse a se casar e a esquecesse completamente. No entanto, na medida em que ele agia como um homem que iria se casar, ela compreendeu que o casamento parecia ser uma possibilidade.

Percebeu que ele se comportava "[...]não como se tivesse sessenta anos mais e sim menos que ela" (García Márquez, 1985/2003a, p. 365). O estranhamento da personagem com o anúncio do casamento de Florentino Ariza, então septuagenário, pode nos oferecer pistas da construção social imaginária da velhice como uma fase em que o amor não parece estar mais presente.

Para o doutor Juvenal Urbino, por sua vez, a velhice parece implicar na redução progressiva da disposição sexual, percepção que acreditamos ir ao encontro do que é imaginado socialmente. No entanto, essa constatação é significada pelo personagem de forma positiva. Assim, para ele, na velhice, "[...]o único consolo, mesmo para quem, como ele, tinha sido um homem bom de cama, era a extinção lenta e piedosa no apetite venéreo: a paz sexual" (García Márquez, 1985/2003a, p. 56-57). Assim, podemos pensar que, para o doutor Urbino, o processo de envelhecimento se relacionava ao decréscimo da disposição sexual e isso consistia em um consolo e tranquilidade que ele não vivenciou em outras fases da vida, ou seja, a aparente perda foi significada como um ganho e uma conquista pelo personagem.

Cumming e Henry (1961, citado por Salvarezza, 2005b) desenvolveram uma teoria amplamente difundida e discutida que fortaleceu a ideologia errônea de que o amor e a paixão não são para os velhos. Segundo esses autores, à medida que o sujeito envelhece, tem seus interesses por atividades e objetos progressivamente reduzidos. De acordo com essa perspectiva, o envelhecimento causaria, naturalmente, a reclusão social. Assim, o isolamento do idoso é naturalizado pelos autores. No entanto, advertem que, apesar de investirem em poucos objetos, esses teriam um significado maior para o idoso.

Em oposição a essa perspectiva, Maddox (1963, citado por Salvarezza, 2005b) desenvolveu uma teoria na qual sustenta que os idosos não só podem se manter em atividade, mas, quando se encontrarem impedidos de desenvolver alguma atividade, devem procurar substituí-la. Trata-se de uma linha de pensamento aparentemente mais aceita no meio acadêmico dos dias atuais. O imaginário social, porém, permanece fortemente sustentado e representado pela teoria de Cumming e Henry apresentada acima. Segundo Salvarezza (2005a), as duas correntes teóricas mencionadas acima foram e ainda são alvos de crítica no meio acadêmico. No entanto, ajudam a delinear a forma como o imaginário social dialoga com a produção científica, o que fica mais evidenciado no primeiro caso. Atualmente, diversos estudos têm apontado a importância e possibilidade de o homem viver bem e com satisfação nas diferentes fases da vida, de acordo com as condições orgânicas de que dispuser. Para tanto, é necessário, em todas as fases, reconhecer as próprias limitações, sem desconsiderar a importância da valorização do potencial de cada um em momentos distintos.

A redução da capacidade funcional orgânica no processo de envelhecimento é perceptível. O declínio funcional característico desse processo não implica, contudo, na exclusão da capacidade do idoso para o amor e para a paixão. Acreditamos que o amor, a paixão e o sexo podem ser ressignificados e transformados nas diferentes fases da vida. Assim, não precisam ser extintos, mas vivenciados de acordo com a potencialidade e o sentido subjetivo único que adquirem para cada pessoa.

Nessa direção, Adduci (2004) ratifica o argumento de que a capacidade para o amor e sexo não se extinguem com a idade. O autor demonstra, a partir de um referencial psicanalítico, que a sexualidade está, sim, presente nas diferentes etapas do desenvolvimento psicossexual humano. Acreditamos, portanto, que o homem busca a realização do desejo independentemente da idade cronológica e/ou condições orgânicas. Em todas as idades é possível vivenciar a vida com intensidade, prazer e desejo. Essa capacidade é preservada nas diferentes etapas da vida. Constata-se, assim, uma ideologia no imaginário da sociedade que valoriza a juventude e suas características, em detrimento de outras fases do desenvolvimento do homem.

Mori, Coelho e Estrela (2006) ressaltam que, em sociedades onde o culto à juventude, à beleza e à saúde é impositivo, o processo de envelhecimento é doloroso para as mulheres. As autoras sustentam que as transformações físicas vividas na velhice impactam a autoimagem da mulher:

> O corpo feminino se transforma. Rugas, perda da elasticidade da pele e da flexibilidade corporal, embranquecimento dos cabelos e ganho de peso sinalizam o inevitável envelhecimento, impactando a autoimagem da mulher. Vivendo em sociedades que cultuam a juventude, a beleza e a saúde, e que desvalorizam o idoso, é sem dúvida doloroso para a mulher enfrentar seu envelhecer (p. 3).

Quando Florentino Ariza se reencontra com Prudência Pitre, muitos anos após os encontros amorosos da juventude, os dois bebem, conversam e ele demonstra incômodo com o calor. Ela, então, sugere que ele retire o paletó e a roupa, se preferisse, para que pudesse se sentir melhor. Para ela, não havia problemas nisso, uma vez que se conheciam mais nus do que vestidos. Ele responde que tiraria a roupa se ela fizesse o mesmo, mas ela não aceitou: "[...] há tempos se vira no espelho do guarda-roupa, e tinha compreendido na hora que não tinha mais sentido deixar-se ver nua por ele ou por ninguém" (García Márquez, 1985/2003a, p. 355).

Depois desse reencontro, Florentino Ariza volta a visitá-la muitas vezes para demonstrar a ela que a amava, apesar "dos estragos da idade". Assim, as mudanças corporais vividas no envelhecimento parecem afetar a autoimagem da personagem. O referido comportamento de Prudência Pitre parece refletir um imaginário socialmente construído que supervaloriza a beleza física juvenil e nega a beleza física na velhice. Essa associação da beleza física com a juventude impacta a vida afetiva e sexual da personagem.

Fermina Daza, em sua primeira noite de amor com Florentino Ariza, já idosos, pede a ele que não a olhe enquanto se despe. Indagada por ele sobre o motivo, responde: "Porque você não vai gostar" (García Márquez, 1985/2003a, p. 417). No entanto, ele olha para ela e:

> Viu-a nua até a cintura, tal como a imaginara. Tinha os ombros enrugados, os seios caídos e as costelas forradas de um pelame pálido e frio como o de uma rã. Ela tapou o peito com a blusa que acabara de tirar, e apagou a luz. Ele então se refez e começou a se despir na escuridão.

Nessa passagem do romance, Fermina Daza parece demonstrar ter sua autoimagem afetada pelo envelhecimento. Ademais, o impacto na autoimagem da personagem, relacionado às mudanças físicas esperadas na velhice, parece ter efeitos no encontro amoroso e sexual. Florentino Ariza, por sua vez, precisa se "refazer" após ver o corpo nu e envelhecido da amada.

A vitalidade também parece ser imaginada socialmente como atributo próprio dos jovens. "Vitalidade" é uma palavra que se refere à vida, mas também à força vital, ao vigor e ao bom funcionamento das funções do organismo em geral. Em contraposição, a morte está intensamente atrelada à velhice no imaginário social, como discutiremos com maior profundidade no próximo capítulo.

É imprescindível valorizar a vida e as possibilidades de bem-estar em todas as fases do desenvolvimento psicossexual e orgânico do homem, conforme destaca Dourado:

Caso pudesse o sujeito admitir a transitoriedade das coisas, o envelhecimento haveria de se aliar não com a inquietude, o desalento, a dor e o medo, mas sim com a alegria do novo e com a afirmação do múltiplo. No entanto, envelhecer está normalmente conjugado com a impotência, declínio e morte (2000, p. 8).

Salvarezza (2005a, p. 36) aponta que "[...]*esta ideologia que descalifica la vitalidad de la vejez y que atribuye los valores positivos de la vida a la juventud y que solo les deja a los vejos, como um colgajo, la possibilidad de una virtud contemplativa, passiva: la sabiduría"*. De acordo com essa visão, apenas os jovens seriam ágeis e ativos, restando ao idoso unicamente as atitudes contemplativas e reflexivas.

No enredo de García Márquez, Fermina Daza, já na velhice, recebe uma carta de Florentino Ariza com meditações sobre a vida, o amor, a velhice e a morte. Nela, essas temáticas são abordadas de forma profunda e simples e mostravam um Florentino Ariza que se colocava diferentemente das missivas febris da juventude. Tratava-se da carta de um velho sábio. Essa constatação a tranquiliza e cativa. Por meio dessa passagem, podemos pensar a associação da velhice com a sabedoria retratada na obra de Gabriel García Márquez. São essas reflexões contidas na carta, aplicadas a sua experiência de vida, que auxiliam Fermina Daza na compreensão da própria experiência, permitindo que ela aceitasse, com serenidade e resignação, os imperativos do envelhecimento.

Quando o personagem Florentino Ariza se coloca de forma extremamente apaixonada na velhice, Fermina Daza, inicialmente, parece se irritar e se espantar. No entanto, quando ele demonstra amadurecimento e sabedoria por meio de suas cartas, ela se acalma e parece se sentir menos ameaçada, permitindo que ele se aproxime dela. A paixão, num primeiro momento, parece encontrar-se, para Fermina Daza, associada imageticamente à juventude, mas a sabedoria comparece, nesse primeiro momento, atrelada à velhice.

No romance, quando os dois se encontram durante uma visita, ambos se veem exatamente como eram: "Dois anciãos espreitados pela morte e sem nada em comum além das lembranças de um passado efêmero que já não era mais deles, mas de dois jovens que podiam ser seus netos" (García Márquez, 1985/2003a, p. 377). Fermina Daza se convence, assim, de que ele acabará reconhecendo a irrealidade de seu sonho de amor na idade em que estava.

Em outra passagem, quando Florentino Ariza lembra o amor deles na juventude, Fermina Daza volta a se irritar com ele e evita abordar o assunto. Irrita-se tanto com ele que cogita pedir que ele não a visite mais. No entanto, a ideia de uma briga de noivos na idade e situação em que estavam lhe parece tão ridícula que provoca um acesso de riso. Fermina Daza acaba descobrindo, ao longo do romance, que a capacidade de amar e desejar estava presente nela mesma com grande potencialidade e beleza também em sua velhice. Ao permitir esse amor, sente-se voltando à vida.

Assim, é possível perceber que, no imaginário social, a sabedoria está associada à idade cronológica e ao envelhecimento. Sem dúvida, é uma perspectiva generalizadora e estereotipada, mas bastante positiva associada ao envelhecer. No entanto, é preciso assinalar que é possível pensar diferentes conteúdos positivos associados à velhice, e não apenas os que têm como base uma atitude estritamente contemplativa.

Outro aspecto a levar em consideração diz respeito à velhice social e culturalmente atrelada à ideia de doença. A velhice parece encontrar-se socialmente atrelada à noção de debilidade física e incapacidade. Dentro dessa perspectiva, o envelhecimento seria acompanhado por um aumento progressivo da vulnerabilidade do organismo. Assim, os idosos são vistos como pessoas que ficariam mais tempo em recuperação de enfermidades, teriam uma capacidade imunológica reduzida, sofreriam mais acidentes, além de viverem em grande número em casas geriátricas, permanecendo, dessa forma, excluídos da família e da sociedade (Palmore, 1980, citado por Salvarezza, 2005b).

Em *O amor nos tempos do cólera*, vislumbramos a associação imaginária da velhice com a doença presente na cultura e na sociedade. O doutor Juvenal Urbino acreditava que a maior parte das doenças mortais tinha um cheiro que as caracterizava, mas o cheiro peculiar da velhice era o mais marcante para ele:

> Por pura experiência, sem fundamento científico, o doutor Juvenal Urbino sabia que a maioria das doenças mortais tinha um cheiro próprio, e nenhum tão específico quanto o da velhice. Ele o sentia nos cadáveres abertos em canal na mesa de dissecção, reconhecia-o mesmo nos pacientes que melhor disfarçavam a idade, e no suor da sua própria roupa e na respiração inerme de sua mulher adormecida (García Márquez, 1985/2003a, p. 56).

Nessa passagem, a velhice está atrelada ao adoecimento. Ademais, o cheiro específico atribuído à velhice aparece relacionado ao cheiro das doenças mortais. A velhice aparece nesse trecho, portanto, associada ao adoecimento físico e à morte. Ou seja, podemos pensar que, para o doutor Juvenal Urbino, a velhice era concebida como uma doença fatal.

De acordo com De Vitta (2000), em seu texto *Atividade física e bem-estar na velhice,* a probabilidade de adoecimento é mais alta na velhice. Transformações orgânicas e psicológicas associadas ao envelhecimento podem favorecer o desenvolvimento de patologias. No entanto, ressaltamos que velhice não significa doença.

O AMOR NOS TEMPOS DA VELHICE

Salvarezza (2005a) argumenta que, frequentemente, as mudanças características do processo de envelhecimento são vistas pela sociedade e até pelo próprio sujeito que envelhece como sintomas de disfunções físicas. Ou seja, transformações naturais e até mesmo esperadas nessa fase do desenvolvimento humano são normalmente vistas como indícios de patologias. Dessa forma, há uma busca evidente por soluções farmacológicas, exames precisos e possíveis terapias para diagnosticar e/ou tratar essas mudanças.

Dentro dessa perspectiva, que destoa de muitas pesquisas e dados estatísticos que demonstram que qualidade de vida em todas as idades é possível, todos os que envelhecem estariam inevitavelmente fadados ao adoecimento. Há, assim, uma generalização que não deixa espaço para casos bem-sucedidos. Velhice e doença são apresentadas como inseparáveis. A velhice saudável é percebida, dessa forma, como algo completamente impossível e inalcançável de acordo com essa elaboração, restando ao sujeito que envelhece a aceitação passiva e sem questionamento dessa premissa.

Conforme ilustramos com os exemplos acima, podemos perceber que a juventude é socialmente representada como uma etapa plena de sentido e de atributos desejados, enquanto a velhice assusta, aterroriza e, por consequência, deveria ser adiada e evitada ao máximo. O volume de produções culturais e artísticas nas quais se buscam uma suposta e ficcional "fonte da juventude" fortalece também esse argumento. À medida que envelhece, o sujeito vivencia muitas perdas frente ao que é socialmente imaginado e desejado.

O imaginário social predominantemente negativo associado à velhice em nossa sociedade é constituído pelos preconceitos discutidos. Sem dúvida, o conhecimento dos preconceitos investigados aqui nos ajuda a vislumbrar o porquê de muitas pessoas mais velhas se referirem à juventude como sendo o seu tempo de vida. A velhice acaba representada como um apêndice da vida, não como a verdadeira vida. Estamos diante de uma perspectiva que pode trazer sofrimento a todos, uma vez que a velhice faz parte do processo de desenvolvimento humano e a encontraremos seja com o passar dos anos, seja no contato com outros.

A velhice,
a morte e o luto
simbólico

Você me quer forte
E eu não sou forte mais
Sou o fim da raça, o velho que se foi
Chamo pela lua de prata pra me salvar
Rezo pelos deuses da mata pra me matar

Você me quer belo
E eu não sou belo mais
Me levaram tudo que um homem podia ter
Me cortaram o corpo à faca sem terminar
Me deixaram vivo, sem sangue, apodrecer

Você me quer justo
E eu não sou justo mais
Promessas de sol já não queimam meu coração
Que tragédia é essa que cai sobre todos nós?
Que tragédia é essa que cai sobre todos nós?

Milton Nascimento e Fernando Brant

Neste capítulo, será apresentada e discutida a associação da morte com a velhice, evidenciada de forma marcante no imaginário social e na cultura. Essa associação se configura igualmente na obra de Gabriel García Márquez. A religião e as ideias religiosas também se mostram, com frequência, atreladas imageticamente ao fenômeno do envelhecimento. Abordaremos, assim, as raízes históricas e culturais dessa associação.

Por fim, apresentaremos elaborações freudianas sobre a morte, o processo de luto e reflexões sobre a vivência da morte nas perdas experienciadas na velhice, bem como considerações acerca do luto vivido simbolicamente nas perdas associadas ao processo de envelhecimento.

Estranhamento e desamparo perante a velhice e a morte

Em *O futuro de uma ilusão*, S. Freud (1928/2006c) sustenta que a natureza se impõe ao homem a despeito do esforço civilizatório exercido pelos humanos visando à esquiva e à fuga da fraqueza e do desamparo. Freud argumenta que a morte constitui uma questão obscura para o homem, e que não pode ser remediada e vencida. Provavelmente ela será um enigma irremediável para sempre. O fenômeno da morte demonstra, portanto, a grande e imponente força da natureza sobre os homens e expõe os limites da condição humana:

> Há os elementos, que parecem escarnecer de qualquer controle humano; a terra, que treme, se escancara e sepulta toda a vida humana e suas obras; a água, que inunda e afoga tudo num torvelinho; as tempestades, que arrastam tudo o que lhes antepõe, as doenças, que só recentemente identificamos como sendo ataques oriundos de outros organismos, e, finalmente, o penoso enigma da morte,

contra o qual remédio algum foi encontrado e provavelmente nunca será. É com essas forças que a natureza se ergue contra nós, majestosa, cruel e inexorável; uma vez mais nos traz à mente nossa fraqueza e desamparo, de que pensávamos ter fugido através do trabalho de civilização (S. Freud, 1928/2006c, p. 25).

Apesar dos avanços e conquistas do processo civilizatório, constituído também pelos conhecimentos e habilidades desenvolvidos pelo homem para controlar as forças naturais e possibilitar a satisfação de necessidades humanas, as forças da natureza muitas vezes se sobrepõem. A morte, nesse contexto, escancara as limitações humanas frente à grandiosidade da natureza e constitui um fenômeno de que o homem se esquiva por meio da constituição da civilização. Ademais, o homem costuma denominar os prejuízos provocados pela natureza incontrolável como "destino" (Freud, 1928/2006c). A morte pode ser compreendida, portanto, como um destino imperioso para o ser humano.

A morte não costuma ser considerada espontânea e natural. Constantemente, ela é atribuída a um ato externo e brutal, oriundo de uma vontade maligna. Para lidar e suportar a imponência da morte, com a ansiedade provocada por esse fenômeno, o homem recorre, por meio de meios psíquicos, a explicações sobrenaturais. Então, a natureza é humanizada, medida em que suas forças são atribuídas a seres como os humanos, tentando evitar o desamparo. Dessa forma, por meio das ideias e crenças religiosas, o homem encontra subsídios para reagir às forças da natureza, embora ainda se encontre indefeso frente à morte. As ideias e crenças religiosas nascem da necessidade que o homem tem de tornar seu desamparo suportável. Os fenômenos da natureza foram mais bem compreendidos com o tempo, e, com isso, às forças naturais atribuíram-se menos traços humanos:

> O desamparo do homem, porém, permanece, e, junto com ele, seu anseio pelo pai e pelos deuses. Estes mantêm sua tríplice missão: exorcizar os terrores da natureza, reconciliar os homens com a crueldade do Destino, particularmente a que é demonstrada na morte, e compensá-los pelos sofrimentos e privações que uma vida civilizada em comum lhes impôs (S. Freud, 1928/2006c, p. 26).

Nesse sentido, constatamos que, embora o homem tenha conquistado uma compreensão maior dos fenômenos naturais, o desamparo e o anseio pelo pai e pelos deuses se mantém. Assim, os deuses têm a função de permitir que o desamparo possa ser suportável para o homem.

Laplanche e Pontalis (2004) esclarecem que "desamparo" é um termo da linguagem comum que revela especificidades na teoria freudiana. O estado de desamparo constitui o estado do lactente que depende completamente de um outro para satisfazer suas necessidades, tais como fome e sede. Trata-se, segundo os autores, de um estado necessário para que a tensão interna possa ser finalizada, por meio da realização de uma ação específica e adequada.

O estado de desamparo constitui para o adulto o protótipo da situação traumática geradora de angústia, na medida em que a perda ou a separação conduzem a uma elevação da tensão, fazendo que o sujeito, em casos extremos, se veja incapaz de dominar suas excitações e seja engolido por elas, o que pode delinear e gerar o sentimento de desamparo. Podemos pensar, portanto, a busca do homem pela religião como uma forma constituída de fugir do desamparo marcadamente evidenciado no fenômeno da morte. A busca pelos deuses e por um maior

A velhice, a morte e o luto simbólico

controle e entendimento do destino pode ser refletida como uma maneira de fugir do desamparo e da fragilidade do homem (Laplanche e Pontalis, 2004).

Sigmund Freud (1929/2006d) entende como religião o sistema de doutrinas e promessas que se propõe a explicar de forma invejável os fenômenos enigmáticos do mundo. Segundo o autor, a religião assegura uma Providência que olhará pela vida dos homens, compensando-lhes pelas frustrações vividas em uma existência futura. Diante disso, constatamos uma forte associação da morte com a religião, observável em diferentes culturas. São fenômenos intricados no imaginário socialmente construído e que perpassam o tecido cultural. É nesse contexto que as subjetividades individuais são construídas, ao passo que constroem o imaginário compartilhado na sociedade.

Elisabeth Kübler-Ross (1998), em seu livro *Sobre a morte e o morrer: o que os pacientes terminais têm para ensinar a médicos, enfermeiras, religiosos e a seus próprios parentes,* defende que a morte é frequentemente imaginada como um acontecimento medonho e pavoroso, constituindo um temor compartilhado por todos. Por isso, os homens parecem tentar se esquivar da morte ou mesmo ignorá-la, negando a própria condição de mortal.

A respeito da percepção do homem sobre a morte, Loureiro (2000), em *A velhice, o tempo e a morte,* esclarece que, apesar de o ser humano se reconhecer como finito, ou seja, mortal, "[...]no fundo, está convencido da própria imortalidade" (p. 77). Assim, embora "traumatizados" pela morte e pela perda de pessoas queridas, os homens vivem como se nunca fossem realmente morrer. Ademais, Kübler-Ross sustenta que a morte é representada socialmente como um tabu, uma questão considerada mórbida e proibida:

Recorremos aos eufemismos; fazemos com que o morto pareça adormecido; mandamos que as crianças saiam, para protegê-las da ansiedade e do tumulto reinantes na casa, isto quando o paciente tem a felicidade de morrer em seu lar; impedimos que as crianças visitem seus pais que se encontram à beira da morte nos hospitais; sustentamos discussões longas e controvertidas sobre dizer ou não a verdade ao paciente (Kübler-Ross, 1998, p. 11).

A autora argumenta que esse fenômeno de relutância à percepção da morte pode ser constatado em diferentes épocas e culturas, de forma que, frequentemente, a morte é repelida e rechaçada na sociedade. Argumenta que é possível explicar o referido fenômeno pela constatação de que, no inconsciente, a morte é impossível para o próprio sujeito. Ademais, demonstra que, para o inconsciente humano, a finitude da vida é atribuída a algo maligno e fora do alcance dos homens, de forma que "[...]em nosso inconsciente só podemos ser mortos; é inconcebível morrer por causa natural ou idade avançada" (Kübler-Ross, 1998, p. 6).

Fuks (2003), no livro *Freud e a cultura*, esclarece que é pelo reconhecimento da morte de alguém que o sujeito se dá conta da própria finitude. Dessa forma, a morte se configura como uma realidade para os outros, mas não para o próprio sujeito. Simone de Beauvoir (1976, p. 7) relata que, quando esteve gravemente doente pela primeira vez na vida, precisou repetir espantada para si mesma: "Sou eu a mulher que estão levando nesta maca". Constata que um fenômeno esperado para todos não é visto pelo sujeito, muitas vezes, como previsível para si mesmo.

Ao encontro do argumento de que, para nosso inconsciente, a morte constitui uma realidade para os outros, mas não para o sujeito, podemos nos referir novamente à construção de Gabriel García Márquez. Em *O amor nos tempos do cólera*, o personagem doutor Juvenal Urbino, ainda jovem, recebe um telegrama com a notícia da morte de seu pai. Num primeiro momento, reage e propõe aos amigos um brinde à sua memória. Nesse instante, ele negou a verdade para não chorar. A morte, até então, parecia para o personagem um acontecimento exclusivo aos outros, ou seja, um acontecimento sempre alheio a própria vida e trajetória:

> [...] o doutor Juvenal Urbino e sua família tinham concebido a morte como um percalço que acontecia aos outros, aos pais dos outros, aos irmãos e cônjuges alheios e nunca aos próprios. Eram pessoas de vidas lentas, às quais ninguém via envelhecer, nem adoecer e morrer, que se desvaneciam aos poucos no seu tempo, transformando-se em lembranças, brumas de uma outra época, até serem assimiladas pelo esquecimento (García Márquez, 1985/2003a, p. 143).

É com a morte de seu pai que a experiência da morte se aproxima do doutor Urbino. Ele parece vislumbrar melhor a própria condição de mortal. Mais tarde, percebe-se semelhante ao seu pai e se surpreende com a constatação de ser mortal, assim como ele. No entanto, essa não é a única passagem do romance que indica a surpresa do doutor Urbino em constatar que a morte se constitui numa realidade possível também para ele. Quando seu amigo Jeremiah de Saint-Amour se suicida para evitar a velhice, ele se dá conta de que a morte é uma realidade próxima, e essa constatação o perturba profundamente.

A presença do tema da morte é marcante tanto na literatura de Gabriel García Márquez, como verificamos em diversas passagens de *O amor nos tempos do cólera*, quanto na própria história do autor. Em reportagem publicada no jornal *Folha de S. Paulo* (Sabogal, 2007), o médico Guillermo Valencia, amigo de infância de García Márquez e seu colega no colégio Montessori, explicou a motivação do autor colombiano em permanecer tantos anos sem voltar a Aracataca, sua cidade natal, apesar dos apelos de seus compatriotas: "Gabito sempre evitou voltar a seu povoado natal por medo. Embora não o diga publicamente, para ele, retornar a lugares onde cresceu é como refazer seus passos, e isto o faz refletir sobre a proximidade com a morte e o deprime".

García Márquez atribui publicamente sua ausência em terras colombianas ao tratamento de saúde a que está submetido e, também, ao medo de avião, questões que podem ser associadas à busca de manutenção da vida. Como afirma o amigo do autor, podemos pensar a morte como um fenômeno fortemente evitado, mas também como uma realidade associada a um longo período de vida. É na hora de refazer seus passos que a proximidade da morte parece se evidenciar.

García Márquez explica, em outra reportagem publicada pela *Folha de S. Paulo* (Rodríguez, 2007), a razão pela qual se dedica a escrever: "A verdade é que escrevo, simplesmente, porque gosto de contar coisas a meus amigos". O autor declarou, ainda, lamentar a morte por saber que não vai poder contar nada sobre ela para ninguém, quando morrer. Nesse relato, acreditamos na possibilidade de reflexão sobre a ameaça de desamparo oriunda da ideia de morte. Assim, é possível que a morte se configure para o escritor como um fenômeno indesejável, permeado pela dor e também pelo desamparo.

A concepção de mortalidade dos pais costuma também ser negada e abstraída com frequência pelos filhos, uma vez que pode suscitar sentimentos de desamparo e fraqueza. Igualmente, o declínio das funções orgânicas advindo com o envelhecimento é negado e evitado com frequência pelos filhos por estar associado à finitude da vida. Salvarezza (2005a) destaca que os filhos muitas vezes se negam a aceitar as limitações físicas consequentes do processo de envelhecimento em seus pais da mesma forma que tendem a negar o adoecimento deles.

O autor também esclarece que, como na espécie humana os filhotes nascem extremamente indefesos, são imprescindíveis figuras, comumente os progenitores, que assegurem a sobrevivência tanto do indivíduo quanto da espécie humana, por meio de uma intervenção ativa. Aos pais, em contrapartida, são atribuídas características reais e fantasmáticas de grande importância: são características idealizadas de onipotência, de acordo com os desejos e necessidades dos filhos. Esse é um importante e pertinente motivo pelo qual os filhos normalmente apresentam dificuldades tanto em prever o declínio físico dos pais quanto em aceitá-lo. A constatação da velhice ou da enfermidade pode fazer os filhos se sentirem tão indefesos como na infância, despertando uma grande sensação de ansiedade. Segundo Salvarezza (2005a), os filhos resistem a constatar a velhice de seus pais, e, quando algum acontecimento a evidencia, podem surgir muitas dificuldades e conflitos.

Bromberg (2000) argumenta que em diferentes culturas é possível identificar o mito da imortalidade. Ele é constatado ora por meio do entendimento de crenças ou ritos, ora de forma simbólica. Simbolicamente, o desejo de imortalidade encontra expressão mediante a descendência deixada pelo sujeito, que garante sua perpetuação. A noção de imortalidade da alma e a produção criativa também são símbolos de garantia de eternidade. Podemos pensar, ainda, que os diversos rituais para manutenção da juventude são reconfigurações dessa mesma construção mítica. O aparente adiamento da velhice pode parecer protelar igualmente o confronto com a morte social e culturalmente atrelada a essa fase do desenvolvimento humano desde a Antiguidade. Ademais, acreditamos que a morte também é vivenciada simbolicamente nas perdas vividas na velhice, como discutiremos ainda neste capítulo. Segundo Beauvoir (1976), a velhice, assim como a morte, parece uma realidade distante para o homem. Dessa forma, a velhice e a morte ganham um caráter abstrato para o indivíduo por certo tempo. Nessa direção, Proust (citado por Beauvoir, 1976, p. 8) diz: "Talvez [a velhice] seja, dentre todas as realidades, aquela cuja noção puramente abstrata mantemos durante maior lapso de tempo". Para a autora, os homens tendem a lembrar e refletir sobre a própria mortalidade com maior facilidade e constância que no próprio processo de envelhecimento, uma vez que a morte é uma possibilidade em todas as idades. A morte parece, portanto, ser frequentemente imaginada com mais lucidez e nitidez do que a velhice. A velhice, por sua vez, configura-se subjetivamente como uma possibilidade longínqua e distante.

Beauvoir ressalta que, embora a velhice devesse ser racionalmente esperada e previsível para todos, constitui um fenômeno constatado com espanto pelo sujeito que envelhece, chegando o adulto a comportar-se como se nunca pudesse envelhecer. Nesse sentido, Goethe (citado por Beauvoir, 1976, p. 7) afirma: "A idade se apodera de nós de surpresa". Sustenta, assim, que a velhice constitui um destino que deixa as pessoas estupefatas quando chega na vida delas.

A velhice se apresenta para o sujeito por meio do olhar do outro, defende Beauvoir. Ou seja, para a autora, o sujeito se conscientiza da própria velhice por meio do olhar que o outro lhe devolve: "A velhice aparece com maior clareza aos olhos dos outros que aos do próprio sujeito; é um novo estado de equilíbrio biológico: quando a adaptação se opera sem choques, o indivíduo não se dá conta do envelhecimento" (Beauvoir, 1976, p. 8). Nesse sentido, características do envelhecimento podem ser confundidas como uma disfunção física passageira pelo sujeito, e é o outro que muitas vezes aponta ao sujeito sua velhice:

> A percepção da velhice normalmente acontece de "fora para dentro", ela vem de fora, por parte de outra pessoa, de um espelho ou de alguma situação presente no cotidiano. Estamos falando que a velhice não é reconhecida pela própria pessoa de imediato, ela é algo do externo, tanto que os psicanalistas falam do "susto ao espelho" como um momento de surpresa e não reconhecimento frente à própria imagem (Barbieri, 2003, p. 21).

O reconhecimento da própria velhice pelo sujeito normalmente envolve um olhar devolvido pelo mundo externo à pessoa, seja o olhar de outra pessoa, do espelho ou de algum elemento do dia a dia. Embora seja racionalmente esperada e previsível, a velhice é com frequência percebida pelo sujeito que envelhece com surpresa, ou, até mesmo, com espanto. Essa percepção da própria velhice envolve um olhar devolvido por alguém externo ao sujeito, como sugere poeticamente Carlos Drummond de Andrade (1987), ao afirmar que os outros enxergam a velhice que se esconde em nós.

O personagem Florentino Ariza, aos quarenta anos de idade, buscava seu médico por sentir dores em diferentes partes do corpo. Ele se submete a vários exames e escuta do profissional que são dores da idade. No entanto, ele parece ouvir essa afirmação do médico como se não fizesse qualquer referência

O AMOR NOS TEMPOS DA VELHICE

a ele. Florentino Ariza volta para casa e não se pergunta se o que ouviu tinha algo a ver com ele. Assim, é o olhar de um outro, devolvido a Florentino Ariza, que aponta para ele o próprio processo de envelhecimento. O personagem, contudo, parece não escutar o médico. Podemos nos perguntar se, para ele, a velhice se configurava numa realidade abstrata nesse momento que não lhe parecia fazer sentido quando atribuída à própria experiência.

Em outro momento elucidativo sobre a velhice na obra de García Márquez, o personagem constata, aparentemente surpreso, que o tempo e sua vida estavam passando. Sente, assim, "[...] a primeira patada da velhice. – Porra – disse aterrado – tudo está fazendo trinta anos" (García Márquez, 1985/2003a, p. 271). O personagem confirma que, também para sua amada, Fermina Daza, o tempo estava passando. Percebe que ela também estava envelhecendo: "Também para ela passavam os anos. Sua natureza feraz murchava sem glória, seu amor perdurava em soluços, e suas pálpebras começavam a mostrar a sombra das velhas tristezas. Era uma flor de ontem" (García Márquez, 1985/2003a, p. 248). É com aparente irritação e contrariedade que o personagem começa a vislumbrar a própria velhice. É com assombro que constata a passagem do tempo para ele e para a amada.

Em outra passagem do romance, Florentino Ariza reencontra, após longo período, Prudência Pitre, antiga amante da mocidade. Apesar da passagem dos anos, ele se surpreende com o quanto ela havia envelhecido. Além disso, sente que ela também o vê assim. Seu único consolo nesse instante é pensar que, após o golpe inicial, iriam perceber os desgastes da vida um no outro com cada vez menos intensidade. Ao ver o envelhecimento de Prudência Pitre, Florentino Ariza sente que a

A velhice, a morte e o luto simbólico

própria velhice é também evidenciada pelo olhar dela. O olhar da antiga amante sobre ele é o que parece lhe remeter ao próprio envelhecimento.

Uma passagem que nos ajuda a pensar o olhar de espanto de um outro frente a velhice do sujeito e a forma como esse olhar pode ser devolvido, evidenciando-lhe a própria velhice, é quando Leona Cassiani, grande amiga de Florentino Ariza, comemora seu aniversário e percebe espantada algumas mudanças no amigo, que apontam que ele envelheceu:

> Ele estava distraído e entornou o molho da galinha. Ela limpou sua lapela molhando no copo d'água a ponta do guardanapo, que em seguida colocou nele feito um babador para evitar acidente maior: ficou feito um bebê velho. Notou que várias vezes durante a refeição tirou os óculos para enxugá-los no lenço porque seus olhos choravam. À beira do café, dormiu com a xícara na mão, e ela tratou de pegá-la sem o acordar, mas ele reagiu envergonhado: "Eu só estava descansando a vista" (García Márquez, 1985/2003, p. 367).

Ao perceber os cuidados da amiga com ele, Florentino Ariza, que demonstrava sinais de seu envelhecimento, justifica-se que só estava descansando a vista e se sente envergonhado. Nesse momento, Leona Cassini constata, com surpresa, a velhice do amigo, que recebeu essa mesma constatação com embaraço.

Em outra passagem, na qual Fermina Daza esteve longe de seus olhos por quase dois anos, Florentino Ariza percebe "[...]a suspeita inconcebível de que Fermina Daza era mortal" (García Márquez, 1985/2003a, p. 320). Na ocasião em que se encontra com ela no cinema, aos 56 anos de idade, se comove ao constatar que o marido precisa agarrá-la pelo braço para mostrá-la o caminho mais adequado para a saída. Comove-

-se também quando observa que, ainda assim, por um cálculo equivocado da altura, ela quase caiu no degrau da porta. No mesmo dia, Florentino Ariza perde o sono por perceber de repente que ele também poderia morrer. É ao atestar o processo de envelhecimento de Fermina Daza que Florentino Ariza se conscientiza da própria condição de mortal. Nesse contexto, a morte e a velhice são representadas na literatura como fenômenos imaginariamente intricados.

Segundo Mucida (2006), a velhice também pode ser entendida como uma fase do desenvolvimento humano em que a ideação da própria morte costuma se aproximar do sujeito que envelhece e ganhar nitidez. Uma vez que o sujeito vivencia as perdas relacionadas ao processo de envelhecimento e as mudanças igualmente vivenciadas no corpo com o avançar da idade, o processo de luto é comumente experimentado. Assim, o fantasma da infinitude parece esvanecer, e a morte se aproxima do sujeito que envelhece:

> A velhice pode ser também o momento em que o fantasma da infinitude escancara sua face não mais tão divertida por diferentes perdas e modificações corporais, encontrando, ainda, uma certa fragilização dos recursos simbólicos. Tudo isso impõe o trabalho de luto. [...] O prelúdio da morte anunciada poderá igualar-se à velhice (Mucida, 2006, p. 144).

Doutor Juvenal Urbino, aos 81 anos de idade, acreditava "[...]estar preso a este mundo por uns fiapos tênues que podiam se romper sem dor com uma simples mudança de posição durante o sono" (García Márquez, 1985/2003a, p. 56). No entanto, o personagem fazia tudo o que estava a seu alcance para manter-se vivo porque temia não se encontrar com Deus após a morte. Nessa passagem do romance, podemos constatar que o declínio orgânico característico do envelhecimento e a morte estão atrelados. É possível verificar que a velhice e a morte estão intricadas no imaginário social representado no texto literário. Ademais, as ideias religiosas, como já apresentamos, estão associadas à morte na sociedade.

Ainda nesse sentido, a passagem em que Florentino Ariza reitera seu amor a Fermina Daza depois de 51 anos, nove meses e quatro dias dos amores contrariados da juventude representou uma grande surpresa para ela. Dentre outros motivos, isso se justifica pelo fato de que, na idade em que estavam, não restava a eles nada mais o que esperar da vida. Assim, também nesse trecho, a velhice comparece associada à morte. Não havendo nada mais o que esperar nessa fase da vida, a velhice configura-se imaginariamente como um momento da vida em que não há vida verdadeiramente.

Nessa mesma direção, Antequera-Jurado e Picabia (2005b), em *La muerte y el morir en el anciano*, destacam que, embora o homem não perceba a própria morte como um fenômeno normal, a morte do idoso parece ser a mais facilmente aceita e tolerada na sociedade. Assim, destacam que a morte na velhice é frequentemente percebida com maior naturalidade que a morte em outras fases da vida. Ademais, os idosos costumam ter experimentado maior contato com pessoas que já morreram do que os mais jovens, e, portanto, parecem apresentar uma percepção da própria morte como algo possível e até iminente, se comparados a grupos etários mais jovens.

Explicitando a nítida associação entre velhice e morte na cultura e na sociedade, para Florentino Ariza, por exemplo, "[...]a velhice começava com a primeira queda sem importância, e a morte vinha em seguida com a segunda" (García Márquez, 1985/2003a, p. 386). Barbieri (2003), no texto *Trabalho com velhos – algumas reflexões iniciais*, defende que a velhice não pode ser resumida ao seu aspecto de proximidade com a finitude. A velhice deve, sim, ser considerada uma fase da vida, e não da morte. Apesar de enfocarmos a ligação da velhice com a morte real e simbólica na sociedade, não acreditamos que esse enfoque contribua, isoladamente, para uma compreensão integral da velhice.

Podemos constatar, portanto, uma associação simbólica marcante da velhice com a morte para homem. A morte é vivida simbolicamente nas perdas ocorridas ao longo do envelhecimento. O trabalho de luto é uma consequência da morte simbólica vivenciada nas perdas do envelhecimento. Acreditamos que a reflexão sobre as perdas na velhice deve englobar o entendimento da associação simbólica do processo de envelhecimento com a morte na cultura e sociedade. As ideias religiosas também estão associadas histórica e culturalmente ao processo de envelhecimento e à morte.

A associação histórico-cultural da velhice com a morte e a religião

A associação histórico-cultural da velhice com a morte e com a religião se evidencia em muitas culturas antigas nas quais poderes transcendentais eram atribuídos aos idosos. Filósofos como Platão e Confúcio também destacaram essa relação. Na Índia, segundo princípios do Código de Manu – escrito centenário que revela aspectos religiosos na organização política e social hindu –, é nas etapas finais do desenvolvimento humano que o profundo aprendizado espiritual se torna possível. Já na tradição judaico-cristã, os mistérios sagrados têm sua guarda atribuída aos mais velhos, que conquistam maior sabedoria com o estudo prolongado das escrituras sagradas (Socci, 2006).

Na idade antiga, a chegada à idade avançada, como concebemos atualmente, era raramente alcançada. Isso devido ao fato de a expectativa de vida da população se revelar muito menor que nos dias atuais. Dessa forma, a maioria das pessoas morria desfrutando de pleno vigor físico. A juventude era representada com esplendor e virilidade, enquanto a velhice se associava à debilidade do organismo. Não obstante essa representação do indivíduo idoso, alguns autores clássicos ressaltam que a velhice é marcada pela sabedoria e pelo amadurecimento (Muchinik, 2005).

Na Antiguidade, havia uma forte relação entre o sagrado e a velhice. Sendo a velhice um fenômeno raro, só poderia ser atingida com o consentimento e ajuda dos deuses. Assim, o velho era representado na sociedade como uma pessoa digna da graça divina, ou seja, a velhice aparece nesse momento histórico atrelada à ideia de mérito. Ademais, nessa época, eram comuns pedidos às divindades para que se vivesse por mais tempo, o que reforça o argumento da associação da velhice ao sagrado.

Os mais velhos também tinham destaque no cenário político de diferentes sociedades antigas. Tal fato pode ser explicado pela relação entre velhice, sabedoria e sagrado (Minois, 1999). Trata-se de uma ligação que ainda encontramos na sociedade contemporânea e cujas raízes são bastante antigas.

É na Idade Média que surge a concepção cristã de que a velhice é a última fase da vida e, consequentemente, uma preparação para o inevitável fim humano. A velhice é então representada socialmente por sua proximidade aos momentos finais da vida e da providência divina. No entanto, alguns autores da época explicitam ainda mais a relação entre velhice e religião. Argumentam que a tristeza e a falta de energia, consideradas características da velhice, seriam decorrências de pouca fé e proximidade do pecado (Muchinik, 2005).

É importante ressaltar que, nesse período, a associação da idade cronológica com a sabedoria não é considerada algo intrínseco ou inseparável. Segundo relata Minois (1999), a velhice não era, para Santo Agostinho, sinônimo de sabedoria. Minois destaca, ainda, que o temor do envelhecimento estava associado ao paganismo, enquanto os cristãos que viveram uma vida virtuosa não deviam compartilhar desse sentimento:

> Encontramos aqui sem surpresa uma ideia da sapiência bíblica, a velhice física não é a verdadeira velhice. O verdadeiro velho é o mais sábio, qualquer que seja sua idade. Todos os autores estão de acordo nesse ponto: Gregório, o Grande, falando acerca de São Bento, declara que "desde a infância o coração era o de um velho". No século V, Santo Hilário de Arles, na Vida de Santo Honorato, conta como considerava este e o seu irmão Venâncio, ainda muito jovens, como dois velhos em face da sabedoria e virtude[...] Na verdade, eles tinham da velhice não o brilho dos cabelos brancos, mas o de suas virtudes, não a degradação das forças físicas, mas a conduta própria de uma pessoa de idade (Minois, 1999, p. 148).

A associação da velhice com o pecado, no entanto, explicita certa ambiguidade na forma como os velhos eram vistos pela sociedade desse tempo. Nesse contexto, apesar de a velhice encontrar-se atrelada à sabedoria, ela conduziria à morte, assim como o pecado. Velhice e pecado são, portanto, vistos como momentos ou situações repugnantes. O velho, com suas debilidades, corporifica o pecado na Idade Média, como ilustra Minois:

Santo Agostinho não dirá outra coisa no seu primeiro tratado sobre a Epístola de São João, onde estabelece a equivalência entre o pecador e o homem de idade e entre a criança e o homem regenerado. Aliás, ao comentar uma passagem de Isaías, "enquanto vós envelheceis, eu continuo o mesmo", faz a seguinte distinção: aqueles que louvarem a Deus terão os cabelos brancos da sabedoria, enquanto os outros hão de ver seu corpo enfraquecer (Minois, 1999, p. 150).

Nessa época, com exceção dos senhores, bispos, reis e papas, que eram pessoas que dispunham das melhores condições de vida, os mais velhos não dispunham de espaço expressivo na sociedade. O povo e os guerreiros dependiam da força física para o trabalho e sobrevivência. O clero também era majoritariamente jovem. No entanto, era nos mosteiros que se podia encontrar uma maior proporção de indivíduos idosos (Muchinik, 2005). Apesar da maior incidência de pessoas idosas nos mosteiros, em contraste com outros espaços sociais, as regras monásticas não se ocupavam em especial dos monges mais velhos. Assim, esses não dispunham de privilégios em relação aos demais (Minois, 1999).

Por fim, Muchinik (2005) ainda acrescenta que os estereótipos negativos acerca da velhice parecem ganhar força no final do período medieval, quando são enfatizadas limitações físicas da velhice. Entretanto, nesse período, é destacada também a relação do corpo com a alma, de forma que surge certo interesse pelas virtudes associadas à velhice. Nesse sentido, no tocante aos preconceitos vivenciados e à associação da velhice com o sagrado, cabe destacar que as bruxas, figuras marcantes no imaginário social desse período, eram sempre velhas. Esse aspecto reforça o fato de que a velhice era vista negativamente nessa sociedade.

A partir dos argumentos teóricos e históricos expostos, podemos pensar a religiosidade como uma das fontes de sentido para as perdas na velhice, sejam as perdas relacionadas ao físico ou características dos universos profissional, social e familiar.

Segundo Socci (2006), em *Religiosidade e o adulto idoso*, a busca de um significado para a vida é viabilizada pela religiosidade e encontra-se além de instituições, rituais ou ideologias específicas. Dessa forma, com base em estudos da antropologia, arqueologia e biologia, argumenta que se trata de uma busca própria do humano e, portanto, uma busca existencial. Revela-se, assim, que a construção de sentidos para a experiência é imprescindível em todas as fases do desenvolvimento do homem e a religiosidade é uma fonte fundamental e riquíssima de sentido para a vida.

Como ressalta Goldstein (2006, p. 132), "[...]prolongar a vida sem propiciar um significado para a existência não é a melhor resposta para o desafio do envelhecimento". Estamos vislumbrando, portanto, um novo cenário, uma sociedade cada vez mais envelhecida na qual o número de idosos em pouco tempo deve superar o número de jovens. Diante disso tudo, é importante assinalar que há uma profunda e sólida relação entre envelhecimento e morte no imaginário social de diferentes culturas e sociedades, em especial nos países ocidentais. Trata-se de uma vinculação evidente em diversos períodos históricos e que se reconfigura na sociedade contemporânea.

Perdas na velhice e luto simbólico

Depois dessas considerações acerca da associação histórico-cultural da velhice com a morte, apresentamos algumas reflexões sobre as perdas na velhice, relacionadas, por exemplo, à morte real de amigos e companheiros, ao corpo, ao fim das relações de trabalho, ao relacionamento social e familiar. Tais perdas perpassam tanto a dimensão física, em sua concretude, como os universos profissional, social e familiar. São vivenciadas, muitas vezes, concomitantemente. Carvalho e Coelho (2006) sustentam que uma implicação do envelhecimento é o enfrentamento de sucessivas perdas reais e simbólicas. É possível também constatar que o enfrentamento de uma perda pode acelerar e potencializar a vivência de outras perdas.

Em *Velhice*, poema de Vinícius de Moraes (2013), encontramos preciosos subsídios para reflexões sobre o imaginário predominantemente negativo sobre essa fase da vida. No poema, a associação da velhice com a morte é retratada de forma enfática e dramática, uma vez que o poeta afirma que, na velhice, todos os seus atos serão encaminhados no sentido do túmulo, não lhe restando mais as ideias autobiográficas da juventude e, sim, a de um testamento redigido adequadamente. No final, o poeta declara que o único valor do velho é constituir o cadáver de uma mocidade criadora. Apresenta-se no poema, a nosso ver, uma contraposição entre a juventude permeada de vida e a velhice repleta da morte:

Velhice

Virá o dia em que eu hei de ser um velho experiente
Olhando as coisas através de uma filosofia sensata
E lendo os clássicos com a afeição que a minha mocidade
não permite.
Nesse dia Deus talvez tenha entrado definitivamente
em meu espírito
Ou talvez tenha saído definitivamente dele.
Então todos os meus atos serão encaminhados no sentido do túmulo
E todas as ideias autobiográficas da mocidade terão desaparecido:

O AMOR NOS TEMPOS DA VELHICE

Ficará talvez somente a ideia do testamento bem escrito.
Serei um velho, não terei mocidade, nem sexo, nem vida
Só terei uma experiência extraordinária.
Fecharei minha alma a todos e a tudo
Passará por mim muito longe o ruído da vida e do mundo
Só o ruído do coração doente me avisará de uns restos de vida em mim.
Nem o cigarro da mocidade restará.
Será um cigarro forte que satisfará os pulmões viciados
E que dará a tudo um ar saturado de velhice.
Não escreverei mais a lápis
E só usarei pergaminhos compridos.
Terei um casaco de alpaca que me fechará os olhos.
Serei um corpo sem mocidade, inútil, vazio
Cheio de irritação para com a vida
Cheio de irritação para comigo mesmo.
O eterno velho que nada é, nada vale, nada teve
O velho cujo único valor é ser o cadáver de uma mocidade criadora.

Vinícius de Moraes apresenta em seu poema, a nosso ver, uma velhice mórbida e penosa. O corpo do velho é retratado como desprovido de juventude e sem utilidade, sendo, portanto, vazio. O que há no velho descrito no poema é apenas um resto de vida evidenciado pelas moléstias físicas. Assim, é possível pensar que a velhice é representada pelo poeta como um caminho para a morte e como uma fase final, em que a morte já é experimentada e a vida parece se dissipar. Ou seja, pode-se constatar que a vida na velhice é vista pelo poeta como um encontro com a morte. A associação da velhice com a morte e com a religião também pode ser pensada a partir da leitura do poema. Na velhice descrita, a experiência de vida é destacada e o poeta acredita que sua relação com Deus já terá sido definitivamente significada quando for velho.

Ainda com base no poema, é possível pensar que a vida na velhice se aproxima da morte na medida em que perdas significativas são vivenciadas. Ao velho, só resta a sensatez e a experiência acumulada. O sexo, a mocidade e a vitalidade parecem cessar para o poeta na velhice, um momento no qual nada da juventude persiste, estando a vida e o mundo distantes do velho. Ao velho do poema resta, assim, a resignação com a solidão e o ar saturado. As perdas associadas ao envelhecimento parecem fortalecer a associação da velhice com a morte.

Acreditamos que a morte é vivida simbolicamente nas perdas vivenciadas na velhice. Ao lidar com essas perdas, o idoso lida inevitavelmente com a morte e vivencia o processo de luto. Envelhecimento e morte estão simbolicamente atrelados, de maneira marcante, na sociedade e na cultura. Dessa forma, a compreensão de como essas perdas relacionadas à velhice são vividas está intimamente intricada ao entendimento do processo de luto.

No texto *Luto e melancolia*, Sigmund Freud (1915/2006b, p. 249) nos ensina que "[...]o luto, de modo geral, é a reação à perda de um ente querido, à perda de alguma abstração que ocupou o lugar de um ente querido, como o país, a liberdade ou o ideal de alguém, e assim por diante". A consciência da perda real está presente no luto, havendo, ainda, um esvaziamento do mundo exterior, uma vez que as energias do ego são absorvidas durante o processo de luto:

> O luto ocorre sob a influência do teste de realidade, pois a segunda função exige categoricamente da pessoa desolada que ela própria deva separar-se do objeto, visto que ele não mais existe. Ao luto é confiada a tarefa de efetuar essa retirada do objeto em todas aquelas situações nas quais ele foi o recipiente de elevado grau de catexia. Que essa função deva ser dolorosa ajusta-se ao que acabamos de dizer, em vista da catexia de anseio, elevada e não passível de satisfação, que está concentrada no objeto pela pessoa desolada durante a

reprodução das situações nas quais ela deve desfazer os laços que a ligam a ele (S. Freud, 19115/2006b, p. 167).

Sigmund Freud (1925/2006a), em *Ansiedade, dor e luto*, define que a dor constitui a reação real à perda de um objeto e representa um sentimento de desprazer com caráter específico de dor. Trata-se de um caráter que, segundo o autor, não pode ser descrito com maior precisão. Quando a catexia de anseio – concentrada no objeto do qual se sente falta ou que está perdido – cria as condições econômicas oriundas pela catexia de dor – que se encontra concentrada em uma parte danificada do corpo, no caso da dor física –, surge a sensação de dor na esfera mental. O processo de luto, portanto, é frequentemente permeado de dor, sendo constantemente penoso para o sujeito que o vivencia.

O objeto perdido na velhice, no tocante às perdas orgânicas, pode ser, por exemplo, a acuidade visual e auditiva, o vigor físico, a beleza juvenil – extremamente valorizada na sociedade ocidental –, a memória, a elasticidade e a potência sexual. Também o *status* alcançado por meio do desenvolvimento da atividade profissional, o convívio constante com colegas de trabalho e, ainda, a redução de proventos constituem possíveis objetos perdidos na aposentadoria. A mudança de papel e *status* na vida em família e a perda do par amoroso e de amigos ainda podem desencadear o processo de luto nessa fase do desenvolvimento do homem. Tratam-se de perdas verdadeiramente experimentadas, e o sujeito que envelhece costuma ter consciência delas.

A morte está, dessa forma, intensamente presente nas transformações que o envelhecimento impõe ao homem. Essa presença se dá no real e também na esfera simbólica. Ela culmina no processo de luto. O luto, por sua vez, é o resultado da perda de um objeto amado, conforme demonstram Arraes e Viana (2003, p. 13):

> Freud revela que o luto diz respeito à perda de um objeto de investimento pulsional que não é necessariamente um ser humano. Temos, então, que a noção de luto como afeto se faz a partir de uma perspectiva descritiva em que se leva em consideração o impacto ou ressonância emocional que a perda de alguém ou algo querido pode provocar na vida libidinal. O luto seria o afeto que tem sua expressão provocada pelo impacto da perda.

O luto pode ser entendido, assim, como um afeto provocado pelo impacto da perda de um objeto de investimento libidinal. Esse objeto não precisa ser necessariamente um ser humano. Nesse contexto, Sigmund Freud (1915/2006b) esclarece que o luto é caracterizado por uma falta dolorosa de ânimo, perda de interesse pelo mundo externo, perda da capacidade de amar e limitação de atividades, havendo, portanto, uma inibição egoica.

Arraes e Viana (2007, p. 9) explicam a dimensão da dor envolvida no processo de luto da seguinte forma: "A dor do luto pode ser entendida, então, como a dor de ter de, em certa medida, 'desamar' o objeto perdido e 'amar' outros objetos, de ter de abandonar uma posição libidinal e criar uma outra".

Quando a realidade demonstra a supressão do objeto amado, a libido precisa ser redirecionada para outros objetos. No entanto, Freud adverte que esse é um processo bastante doloroso, que demanda tempo e energia catexial para encontrar seu desfecho. Ademais, o processo de luto estende a existência do objeto perdido por certo tempo. Quando é concluído, a energia libidinal fica novamente livre, podendo, então, ser reinvestida. Dessa forma, o objeto perdido pode ser substituído (S. Freud, 1915/2006b). Entendemos, então, que o luto é um processo intensamente perpassado pela dor, que é consequência da perda real de um objeto de grande investimento libidinal:

O luto é um afeto que resulta do desligamento ou desinvestimento de certa quantidade de energia (*quantum* de afeto) que antes era dirigida ao objeto perdido. Assim, independentemente da natureza do objeto perdido, tal quantidade de energia vai assumir uma expressão subjetiva de luto. Com a perda do objeto amado, o *quantum* de afeto tem de se destacar do objeto por meio do "trabalho de luto" (Arraes e Viana, 2003, p. 13).

Com a perda do objeto de investimento libidinal, há o desligamento ou desinvestimento de energia anteriormente dirigida ao objeto que foi perdido. O luto está relacionado ao afeto que resulta desse processo. Para Sigmund Freud (1915/2006b), o luto refere-se, ademais, a uma reação natural, ou seja, a uma reação esperada diante da perda de um objeto amado. Dessa forma, não pode ser sempre entendido como um processo patológico, mas como uma condição que deve ser superada com o tempo.

Arraes e Viana (2003) analisam que, em diferentes produções freudianas, o luto é caracterizado como afeto normal ou, ainda, como estado afetivo. Ou seja, faz parte da natureza humana, sendo, inclusive, previsível e superado com o tempo. Assim, as dores e cicatrizes do processo de luto são curadas e superadas naturalmente com o tempo, sem que sejam necessárias intervenções terapêuticas específicas.

Mucida (2006) destaca que o medo da morte, muito presente na cultura, está associado ao temor da perda do investimento libidinal. Dessa forma, na velhice ou em diferentes fases da vida em que o temor da morte é constatado, o sujeito desinveste libidinalmente do mundo. A referida autora argumenta que a morte do desejo, isso sim, constitui o grande temor na velhice. A morte não é conhecida para o inconsciente humano, de forma que é o medo da perda do desejo que parece estar mais presente na velhice:

A velhice nos traz o desamparo de forma incisiva. Teme-se na velhice, já o dissemos, não a morte, já que o inconsciente a desconhece, mas outra morte que escutamos na clínica – a morte do desejo, a exposição do gozo. Todavia, isso não pode ser associado simplesmente à velhice; o desejo não se mede pela idade cronológica, pela idade de nossos vasos sanguíneos, artérias, ossos ou coração, mas sustenta-se por nossa relação como os objetos, à medida que podemos agalmatizá-los (Mucida, 2006, p. 146).

As perdas vividas na velhice parecem evidenciar a condição de desamparo do homem, e a morte do desejo pode vir a ser temida quando o sujeito vivencia sucessivamente o trabalho de luto. A morte real não é conhecida pelo inconsciente, mas as perdas de investimento libidinal associadas ao envelhecimento parecem associar a velhice à morte de forma simbólica. No entanto, Mucida (2006) adverte que o desejo não está associado à idade cronológica. A idade avançada não constitui, portanto, uma limitação para o desejo humano. A autora sustenta ainda que, apesar de o homem viver diversas perdas ao longo da vida e em diferentes fases do desenvolvimento humano, é notável que, com o avançar dos anos, essas perdas tendam a ser vividas com frequência mais elevada. As perdas vivenciadas no decorrer do processo de envelhecimento geram o trabalho de luto:

As perdas advindas com o envelhecimento/velhice exigem sempre um trabalho de luto, pois é um momento no qual muitos rearranjos que o sujeito teceu para enfrentar o real desmoronam e com eles muitos dos ideais. Não podemos negar que, apesar de vivenciarmos perdas durante toda a vida, estas são mais frequentes a partir de certa idade – variável para cada um – impondo elaborações para a construção de outros ideais (Mucida, 2006, p. 155).

Nesse sentido, as perdas associadas ao envelhecimento parecem favorecer a construção de um imaginário social predominantemente negativo associado à velhice que a construção literária nos apresenta. Indagamos, agora, em que medida a consciência da efemeridade de determinados objetos de grande investimento libidinal impacta o valor subjetivo deles e contribui com a construção do imaginário social sobre a velhice. A questão, agora, é: os conteúdos predominantemente negativos atrelados à velhice no imaginário da sociedade estão associados à consciência das perdas vividas nessa fase da vida humana?

No texto *Sobre a transitoriedade*, Sigmund Freud (1916/2006e, p. 317) afirma que "A beleza da forma e da face humana desaparece para sempre no decorrer de nossas próprias vidas; sua evanescência, porém, apenas lhe empresta renovado encanto". O autor sustenta, dessa forma, que a transitoriedade das coisas aumenta e potencializa o valor delas para o homem. Assim, o caráter transitório de alguns atributos característicos da juventude, como a força física e a beleza juvenil, parece exacerbar o valor desses atributos, conforme ilustra:

> O valor da transitoriedade é o valor da escassez no tempo. A limitação da possibilidade de uma fruição eleva o valor dessa fruição. Era incompreensível, declarei, que o pensamento sobre a transitoriedade da beleza interferisse na alegria que dela derivamos (S. Freud, 1916/2006e, p. 317).

No entanto, Freud alerta que a compreensão da transitoriedade do belo pode gerar um processo de luto antecipatório, que é uma forma de defesa psíquica que compromete o desfrute da beleza. Assim, ocorre uma permanente desistência da possibilidade de desfrute proporcionada por um objeto por sua efemeridade. O luto chega a um fim, contudo, de forma natural. Quando isso

A velhice, a morte e o luto simbólico

acontece, a libido volta a se libertar e pode, então, investir em novos objetos, substituindo o que foi perdido. Esse novo objeto terá o valor do que foi perdido ou, talvez, um valor ainda maior.

Segundo Sigmund Freud (1916/2006e), a "[...]exigência de imortalidade", que pode ser consequência da consciência da transitoriedade da vida, é fruto de nossos desejos. Ou seja, não se refere à ordem da realidade, mas à ordem do desejo. Portanto, por mais difícil e árdua que possa se configurar a noção de transitoriedade da vida, trata-se de uma concepção profundamente verdadeira, que exerce influência sobre o valor do objeto para o sujeito.

Selma Calasans (1993), em seu estudo *Macondoamérica: a paródia em Gabriel García Márquez,* que trata do livro *Cem anos de solidão,* destaca que, na obra do escritor, a morte não é apenas a morte real:

> Úrsula, por sua vez, centenária como um feto, carregada pelos bisnetos, resiste à morte e não percebe mesmo que já estava praticamente morta[...] Melquíades volta da morte por achar tediosos os domingos e vem curar a aldeia de Macondo da verdadeira morte a que seus habitantes estavam entregues: o esquecimento (durante a peste da insônia) (Calasans, 1993, p. 28).

A autora argumenta que García Márquez adota uma postura inusitada diante da morte com o retorno de alguns personagens que já morreram e com uma abordagem mais ampla e complexa do que a morte significa. A morte verdadeira, segundo a autora, comparece na solidão irremediável do esquecimento e da não memória. Já no conto *La tercera resignación,* de García Márquez, a autora verifica o questionamento dos limites entre a vida e morte. No desfecho do conto, é possível constatar que o verdadeiro sentido da morte é a resignação.

Em *O amor nos tempos do cólera*, a personagem Fermina Daza vivencia o processo de luto após a morte do marido. Sente-se como um fantasma na casa em que viveram muitos anos, mas que nesse momento parecia maior e pertencente à outra pessoa. Ela vive a solidão com intensidade e ressente-se do marido por tê-la deixado sozinha. Nesse contexto, se questionava com muita angústia "[...] quem estava mais morto: o que tinha morrido ou a que tinha ficado" (García Márquez, 1985/2003a, p. 345). Essa passagem também fornece subsídios para uma reflexão sobre como a morte é vivida de forma simbólica em algumas perdas na velhice, como na viuvez. Com a morte do marido, Fermina Daza também se sente morta e questiona quem tinha morrido de fato.

Frumi e Celich (2006), no artigo "O olhar do idoso frente ao envelhecimento e a morte", defendem a importância de diálogos que abordem o processo de envelhecimento e a morte. Argumentam que essa discussão possibilita um entendimento maior da complexidade do homem em suas dimensões sociais, culturais, psicológicas e espirituais. Demonstram, portanto, a necessidade de que a morte e a velhice sejam abordadas sob uma ótica que considere aspectos muitas vezes considerados proibidos e difíceis na sociedade por meio de uma discussão ampla e que envolva diferentes áreas de construção do conhecimento. Para as autoras, uma abordagem complexa sobre a velhice e suas perdas pode possibilitar a promoção de qualidade de vida.

Diante do exposto, constatamos ser pertinente a reflexão de que a morte e a velhice constituem fenômenos fortemente atrelados no imaginário social e na cultura. Também na literatura de García Márquez essa associação se evidencia, de forma que uma abordagem das perdas na velhice parece demandar uma compreensão e uma discussão do processo de luto vivenciado nas sucessivas experiências de perdas na velhice.

O amor
nos tempos
da velhice

Deixavam passar o tempo como dois velhos esposos escaldados pela vida, para lá das armadilhas da paixão, para lá das troças brutais das ilusões e das miragens dos desenganos: para lá do amor. Pois tinham vivido juntos o suficiente para perceber que o amor era o amor em qualquer tempo e em qualquer parte, mas tanto mais denso ficava quanto mais perto da morte.

Gabriel García Márquez

Em *O mal-estar na civilização*, Sigmund Freud (1929/2006d) argumenta que a vida humana é árdua e penosa demais para os homens. Ela impõe sofrimentos, decepções e tarefas impossíveis de serem cumpridas. Freud afirma que o sofrimento ameaça os homens a partir de três direções distintas: o corpo humano, que entra em declínio e morre; o mundo exterior e os relacionamentos interpessoais.

O sofrimento nos ameaça a partir de três direções: do nosso próprio corpo, condenado à decadência e à dissolução, e que nem mesmo pode dispensar o sofrimento e a ansiedade como sinais de advertência; do mundo externo, que pode voltar-se contra nós com forças de destruição esmagadoras e impiedosas; e, finalmente de nossos relacionamentos com os outros homens (p. 84-85).

O declínio orgânico do processo de envelhecimento pode ser pensado, portanto, como fonte de sofrimento em potencial para o ser humano. As perdas vividas na velhice parecem se configurar, assim, como importantes elementos a serem considerados nas reflexões e discussões sobre o sofrimento, as dificuldades e os desafios que se apresentam aos homens nessa fase da vida.

Como demonstramos ao longo deste estudo, as perdas vividas na velhice apontam transformações significativas nos relacionamentos interpessoais. Assim, as perdas físicas, sociais, familiares e financeiras vividas no decorrer do envelhecimento modificam a forma como o sujeito que envelhece é representado imaginariamente por si mesmo e pelo grupo social como um todo. Da mesma forma que as perdas relacionadas ao corpo, as mudanças nos relacionamentos interpessoais vividas nessa fase da vida podem ser apontadas como relevantes e responsáveis origens de sofrimento para o sujeito que envelhece.

Sigmund Freud (1929/2006d) sustenta também que o sofrimento oriundo dos relacionamentos interpessoais seja, talvez, mais penoso que os oriundos de outras possíveis direções. Adverte que esse sofrimento não é menos inevitável que o originado das outras fontes mencionadas e, portanto, se impõe tragicamente para o homem ao longo de sua existência e das diferentes fases da vida. O imaginário predominantemente negativo associado à velhice parece subsidiar e sustentar transformações importantes, muitas vezes difíceis e penosas, nas relações do sujeito que envelhece com os outros.

Na direção de concluir este estudo destacamos que, segundo Sigmund Freud (1929/2006d), o homem, em seu comportamento, demonstra como propósito e intenção da vida o alcance da felicidade. As pessoas desejam chegar a um estado de felicidade e ficar nesse estado. Essa meta envolve a ausência de desprazer e, também, a busca por intensos sentimentos de prazer. A atividade humana costuma, portanto, acontecer genericamente, ou mesmo exclusivamente, de acordo com uma dessas direções. O propósito da vida constitui-se, assim, no programa do princípio do prazer.

O funcionamento psíquico é regido de acordo com o princípio do prazer. Freud aponta que aquilo a que chamamos "felicidade" deriva, em sentido restrito, da satisfação de necessidades represadas em alto grau. No entanto, adverte que, por sua natureza, essa felicidade acontece apenas de forma episódica, uma vez que o prolongamento de uma situação desejada gera apenas o sentimento de contentamento. O homem é constituído de modo a experimentar o prazer intenso apenas a partir de um contraste e, infimamente, a partir de determinado estado das coisas. A felicidade fica então restringida pela própria condição humana. Em contraposição, a infelicidade é experimentada com maior facilidade pelo homem.

Com a constante possibilidade de experimentar o sofrimento e a infelicidade, o homem tende a reivindicar a felicidade moderadamente. Sob as influências do mundo externo, o princípio do prazer se transforma em princípio de realidade. Nesse sentido, o homem muitas vezes se considera feliz por ter conseguido evitar a infelicidade ou por ter sobrevivido ao sofrimento, de forma que evitar o desprazer pode surgir em primeiro plano, e buscar o prazer, em segundo (S. Freud, 1929/2006d). A possibilidade de o homem evitar a infelicidade e o sofrimento e buscar a felicidade e a realização do desejo por diferentes caminhos é sustentada por Freud. São possibilidades bastante distintas entre si, indicadas por escolas seculares de sabedoria e colocadas em prática muitas vezes pelos homens. Uma importante técnica que busca esse objetivo é a denominada *arte de viver*. A técnica se baseia fundamentalmente na busca pela felicidade por meio do amor, ou seja, pela satisfação que há em amar e ser amado:

> Ela [a técnica da arte de viver] se faz visível por uma notável combinação de aspectos característicos. Naturalmente, visa também a tornar o indivíduo independente do Destino (como é melhor chamá-lo) e, para esse fim, localiza a satisfação em processos mentais internos, utilizando, ao proceder assim, a deslocabilidade da libido que já mencionamos. Mas ela não volta as costas ao mundo externo; pelo contrário, prende-se aos objetos pertencentes a esse mundo e obtém felicidade de um relacionamento emocional com eles. Tampouco se contenta em visar uma fuga do desprazer, uma meta, poderíamos dizer, de cansada resignação; passa por ela sem lhe dar atenção e se aferra ao esforço original e apaixonado em vista de uma consecução completa da felicidade. Na realidade, talvez se aproxime mais dessa meta do que qualquer outro método. Evidentemente, estou falando da modalidade de vida que faz do amor o centro de tudo, que busca toda satisfação em amar e ser amado (S. Freud, 1929/2006d, p. 89).

Sobre a *arte de viver*, Freud adverte que o limite dessa técnica se apresenta na medida em que "[...]nunca nos encontramos tão indefesos contra o sofrimento como quando amamos, nunca tão desamparadamente infelizes como quando perdemos nosso objeto amado ou o seu amor" (1929/2006d, p. 90). Não obstante, o autor defende que a chamada *arte de viver* seja um caminho, talvez o mais efetivo, na busca pela felicidade. O amor pode, então, ser pensado como uma possibilidade para o homem lograr a satisfação de suas necessidades. Essa constatação parece ir precisamente ao encontro daquilo que é representado com eloquência na obra de Gabriel García Márquez que analisamos.

O amor nos tempos do cólera é, a nosso ver, um hino ao amor. Nessa obra, García Márquez nos fala do amor que se manifesta de diversas formas. O protagonista, Florentino Ariza, acreditava que o amor consistia em um estado de graça. Para ele, o amor era a origem e fim em si, não sendo meio para nada. Dedicou sua vida à possibilidade de amar e ser amado e, assim, suas alegrias e sofrimentos sempre lhe pareceram legítimos e plenos de sentido. Parece que o caminho encontrado por Florentino Ariza ao longo de sua vida para buscar a chamada felicidade coincide com a descrição de Freud sobre a *arte de viver*. Embora o personagem não tenha conseguido por muitas vezes evitar o sofrimento, ele encontrou a felicidade que há em amar. Dedicou sua vida ao amor também na velhice, quando já experimentava diversas perdas impostas pelo envelhecimento.

Podemos pensar que, frequentemente, o caminho do amor para a chamada felicidade é socialmente negado aos mais velhos. Em diferentes momentos do romance, por exemplo, deparamo-nos com passagens que trazem elementos para reflexões sobre a associação do amor com a juventude em contraposição à passividade e solidão muitas vezes atreladas à velhice no imaginário socialmente construído.

Desse modo, Ofélia, filha de Fermina Daza, acreditava que o amor se tornava indecente e impróprio com o tempo. Ao discutir o amor da mãe por Florentino Ariza, ambos septuagenários, Ofélia afirma: "– O amor é ridículo na nossa idade – gritou – mas na idade deles é uma porcaria" (García Márquez, 1985/2003a, p. 398). Também seu irmão, o doutor Urbino Daza, acreditava que o amor começava a ser indecente a partir de certa idade. Ele passa a aceitar, com resignação, o romance de sua mãe com Florentino Ariza.

Fermina Daza, por sua vez, mostra-se indignada com a associação do amor à idade cronológica. Sente-se capaz de se dedicar ao amor na velhice e anseia por isso. Afirma à nora em uma confidência: "Faz um século me cagaram a vida com esse pobre homem porque éramos demasiado jovens, e agora querem repetir a dose porque somos demasiado velhos" (García Márquez, 1985/2003a, p. 399). Com sua fala, a personagem demonstra a crença de que o amor pode ser vivido sempre, a qualquer tempo e idade. Ela ajuda a evidenciar, ainda, como o imaginário social sobre a velhice pode limitar e dificultar essa possibilidade.

Diversas passagens do romance enriquecem as discussões sobre como o imaginário acerca da velhice pode cercear a busca pela felicidade por meio do amor. Fermina Daza, em sua viuvez, habituou-se a escutar novelas radiofônicas e aguardava os capítulos com muita ansiedade. Certa noite, escutou a pavorosa notícia de que um casal de anciãos havia sido assassinado com golpes de remo quando repetiam a viagem de lua de mel realizada quarenta anos antes. Além disso, antes de serem mortos, tiveram o pouco dinheiro que dispunham – catorze dólares – roubado. A polícia descobriu que o casal de idosos – ela tinha 78 anos e ele 84 anos – eram, na verdade, amantes clandestinos que se encontravam todas as férias havia quarenta anos. Os dois tinham, ademais, famílias grandes, estáveis e felizes. Fermina Daza ficou profundamente tocada com esse relato. Precisou se esforçar para não chorar. Mais tarde, despertou de repente, à noite, chorando um pranto de pena pelo casal de idosos. Florentino Ariza, por sua vez, também se sentiu tocado pela notícia. Ele enviou então um recorte de jornal com a notícia para Fermina Daza, numa carta sem qualquer comentário. Possivelmente, desejava dizer a ela que, a despeito do que muitos pensam, o amor não depende de idade para se realizar. Talvez ele desejasse dizer a ela que o amor era, para ele, o caminho a ser trilhado em todas as idades, ainda que muitos não concordassem.

Freud afirma que o amor pode ser um dos caminhos mais efetivos para a chamada felicidade. Conforme nossa interpretação, em *O amor nos tempos do cólera,* o amor se constitui no único caminho possível para a felicidade em diferentes idades e lugares. O amor pode ser pensado, então, como um caminho apontado pelo escritor para o encontro da felicidade na velhice, não obstante as diversas perdas e consequentes lutos vividos ao longo do processo de envelhecimento.

Embora o amor não seja apresentado aqui como a solução para todas as dificuldades e perdas da velhice, a partir da leitura e análise do romance, apontamos o amor como um caminho possível para enfrentar as perdas na velhice e para viver a felicidade nessa fase da vida. Trata-se, ainda, de uma possibilidade verificada que deve ser analisada com maior profundidade.

O romance analisado nos apresenta a associação da velhice com a morte e evidencia o amor como um possível caminho para a felicidade. Ressaltamos que *O amor nos tempos do cólera* pode ser pensado, também, como uma obra que trata do amor nos tempos da morte. Assim, relações entre a dimensão amorosa e a morte na velhice podem ser amplamente exploradas a partir da leitura do romance.

Sem a intenção de construir generalizações ou alcançar verdades absolutas, acreditamos ser possível constatar que muitas dificuldades e dores associadas à velhice são, na verdade, relacionadas às perdas atreladas ao envelhecimento e ao consequente processo de luto vivido sucessivamente na velhice. Assim, o corpo humano, o mundo externo e os relacionamentos interpessoais constituem direções de sofrimento e podem ser pensadas a partir das perdas experienciadas nessa fase da vida. Sustentamos, ainda, que um melhor entendimento sobre o processo de envelhecimento deve envolver a abordagem e compreensão do luto vivido simbolicamente nas perdas associadas ao envelhecimento.

As análises apresentadas ao longo deste estudo nos conduzem à comprovação de nossa constatação acerca da literatura como possibilidade de compreensão e instrumento de reflexão do imaginário social sobre a velhice. Acreditamos ter desenvolvido, neste estudo, um pertinente e frutífero diálogo ao analisar e relacionar *O amor nos tempos do* cólera, de Gabriel García Márquez, e a literatura especializada sobre o tema do envelhecimento humano.

Ressaltamos, por fim, que a velhice constitui uma fase da vida em que diversas perdas costumam ser vividas. No entanto, ela não pode ser pensada como uma fase marcada exclusivamente por perdas. Como observamos, muitos ganhos e conquistas também são vivenciados ao longo do envelhecimento. Perdas aparentes podem ser significadas como ganhos no envelhecer. Ao considerarmos o diálogo da obra de García Márquez e a literatura especializada em envelhecimento humano, acreditamos que a vida pode, independentemente da idade cronológica, ser vivida com desejo e plenitude, embora o imaginário socialmente construído pareça, muitas vezes, não contemplar essa possibilidade.

Em *O amor nos tempos do cólera*, os personagens Florentino Ariza e Fermina Daza experimentam plenamente o amor no tempo de suas velhices. Para eles, abrir mão do amor e da felicidade que viviam juntos era, com efeito, como morrer. Para os personagens, a morte é pensada e considerada como sendo a vida sem o amor que construíram. A *arte de viver* foi o caminho encontrado por ambos para a felicidade. Eles demonstraram que a vida, mais que a morte, não tem limites, e tiveram, assim, toda a vida para o amor.

Referências

Adduci, E. (2004). *Adultos mayores: su psicoanalisis hoy*. Buenos Aires: Letra Viva.

Allport, G. W. (1963). *La naturaleza del prejuicio*. Buenos Aires: Eudeba.

Antequera-Jurado, R., Picabia, A. B. (2005a). Percepción de control, autoconcepto y bienestar en el anciano. In Salvarezza, L. (Org.). *La vejez: una mirada gerontológica actual* (pp. 95-124), Buenos Aires: Paidós.

Antequera-Jurado, R., & Picabia, A. (2005b). La muerte y el morir em el anciano. In L. Salvarezza (Org.). *La vejez: una mirada gerontológica actual*, Buenos Aires: Paidós.

Arraes, A. K., & Viana, T. C. (2003). O luto na obra freudiana: um afeto normal. *Pulsional – Revista de Psicanálise, 173*, 7-17.

_____. (2001) Afeto e dor: faces do luto na obra freudiana. *Rede dos Estados Gerais da Psicanálise*. Recuperado em 6 de dezembro de 2007, de http://www.estadosgerais.org/encontro/afeto_e_dor.shtml.

Balzac, H. (1989). *A Comédia Humana*. São Paulo: Editora Globo.

Barbieri, N. (2003). Trabalho com velhos – Algumas reflexões iniciais. *Pulsional – Revista de Psicanálise, 173*, 8-24.

Bento, J. O. (1999). O século do idoso e o papel do desporto. *Revista Humanidades: Terceira Idade*, 14-23.

Beauvoir, S. (1970). *A Velhice II: As relações com o mundo*. São Paulo: Difel.

_____. (1976). *A Velhice I: A realidade incômoda*. São Paulo: Difel.

Bromberg, M. H. (2000). *A Psicoterapia em situações de perdas e luto*. Campinas: Editora Livro Pleno.

Buarque De Holanda, A. (1999). *Novo Dicionário Aurélio* (versão eletrônica). Rio de Janeiro: Nova Fronteira.

Calasans, S. (1993). *Macondoamérica: A paródia em Gabriel García Márquez*. Rio de Janeiro: Leviatã Publicações.

Carvalho, I. S., & Coelho, V. L. D. (2006). Mulheres na maturidade e queixa depressiva: compartilhando histórias, revendo desafios. *Psico-USF, 11*, (1), 113-122.

Denby, D. (1996). *Grandes livros*. Rio de Janeiro: Record.

De Vitta, A. (2000). A atividade física e bem-estar na velhice. In A. L. Neri, & S. A. Freire. *E por falar em boa velhice* (pp. 81-89). Campinas, São Paulo: Papirus.

Doll, J. (2006). Bem-estar na velhice: mitos, verdades e discursos, ou a gerontologia na pós-modernidade. *Revista Brasileira de Ciências do Envelhecimento Humano, 3*, 1, 9-21.

Dostoiévski, F. (2003). *Crime e castigo*. São Paulo: Martin Claret.

Dourado, M.C.N.(2000). *Há menos de mim hoje do que havia*

ontem – demência e subjetividade. Dissertação (Mestrado em Psicologia) – PUC-RJ, Rio de Janeiro.

Drummond de Andrade, C. (1987). *O avesso das coisas*. Rio de Janeiro: Record.

Elias, N. (1987). *La soledad de los moribundos*. Ciudad de México: Fondo de Cultura Económica.

Fernandes, S. *et. al.* (2007). *Valores psicossociais e orientação à dominância social: um estudo acerca do preconceito*. Porto Alegre: Psicol. Reflex. Crit. Recuperado em 2 de maio de 2008, de http://www.scielo.br/scielo.php?script=sci_arttext&pid=S0 102-79 722007000300017&lng=pt&nrm=iso.

Freud, A. (2006). *O ego e os mecanismos de defesa*. Porto Alegre: Artmed.

Freud, S. (1976). *A sexualidade na etiologia da neurose*. Rio de Janeiro: Imago.

_____. (2006a). Ansiedade, dor e luto. In *Obras Psicológicas Completas de Sigmund Freud: um estudo autobiográfico, inibições, sintomas e ansiedade, análise leiga e outros trabalhos 1925-1926* (Vol. 20). Rio de Janeiro: Imago. (Trabalho original publicado em 1925).

_____. (2006b). Luto e melancolia. In *Obras Psicológicas Completas de Sigmund Freud: a história do movimento psicanalítico. Artigos sobre a metapsicologia e outros trabalhos 1914--1916* (Vol. 14). Rio de Janeiro: Imago. (Trabalho original publicado em 1915)

_____. (2006c). O futuro de uma ilusão. In *Obras Psicológicas Completas de Sigmund Freud: o futuro de uma ilusão. O mal-estar na civilização e outros trabalhos 1927-1931* (Vol. 21). Rio de Janeiro: Imago. (Trabalho original publicado em 1928)

_____. (2006d). O mal-estar na civilização. In *Obras Psicológicas Completas de Sigmund Freud: o futuro de uma ilusão. O mal-estar na civilização e outros trabalhos 1927-1931* (Vol. 21). Rio de Janeiro: Imago. (Trabalho original publicado em 1929)

_____. (2006e). Sobre a transitoriedade. In *Obras Psicológicas Completas de Sigmund Freud: a história do movimento psicanalítico. Artigos sobre a metapsicologia e outros trabalhos 1914-1916* (Vol. 16). Rio de Janeiro: Imago. (Trabalho original publicado em 1916)

Frumi, C., & Celich, K. (2006 jul./dez.). O olhar do idoso frente ao envelhecimento e à morte. Revista Brasileira de Ciências do Envelhecimento Humano, Passo Fundo, o (RBCEH) pp. 92-00.

Fuks, B. (2003). *Freud e a cultura*. Rio de Janeiro: Jorge Zahar.

García Márquez, G. (2003a). *O amor nos tempos do cólera*. Rio de Janeiro: Record. (Original publicado em 1985)

_____. (2003b). *Viver para contar*. Rio de Janeiro: Record.

_____. (2005a). *Memórias de minhas putas tristes*. Rio de Janeiro: Record.

_____. (2005b). *Ninguém escreve ao Coronel*. Rio de Janeiro: Record. (Original publicado em 1968)

_____. (2006). *O outono do patriarca*. Rio de Janeiro: Record.

Guimarães, R. M. (1999). Viver mais (e melhor). *Revista Humanidades: Terceira Idade*, pp. 95-102.

_____. (2007). *Decida você, como e quanto viver*. Brasília: Saúde e Letras.

Globo.com, Portal. (2007, 6 de março). *Gabriel García Márquez faz 80 anos e inicia série de comemorações*. Recuperado

Referências

em 28 de maio de 2008, de http://g1.globo.com/Noticias/
PopArte/0,,MUL9235-7084,00.html.

Goldstein, L. (1993). Desenvolvimento do adulto e religiosidade: uma questão de fé. In A.L. Neri (Org.), *Qualidade de Vida e Idade Madura*. Campinas: Papirus.

Gutmann, L. (2005). Posibilidades de intervención frente a los transtornos de memória asociados a la edad. 279-293. In L. Salvarezza (Org.), *La vejez: uma mirada gerontológica actual*. Buenos Aires: Paidós.

Hemingway, E. (2005). *O velho e o mar*. (F. Castro Ferro, trad.). Rio de Janeiro: Bertrand Brasil. (Original publicado em 1952)

Kübler-Ross, E. (1998). *Sobre a morte e o morrer: o que os doentes terminais têm para ensinar a médicos, enfermeiras, religiosos e a seus próprios parentes*. São Paulo: Martins Fontes.

Laplanche, J., & Pontalis, J. B. (2004). *Vocabulário de psicanálise*. São Paulo: Martins Fontes.

Leite, D. M. (2007). *O amor romântico e outros temas*. São Paulo: Unesp.

Linhares, C. (2002). *Histórias de vida: contribuições acerca da experiência depressiva nos anos tardios*. Dissertação de Mestrado, Instituto de Psicologia, Universidade de Brasília, Brasília.

Loureiro, A. (1999). Velhice: encantos, desencantos... reencantos. *Revista Humanidades: Terceira Idade*, 77-87.

_____. (2000). *A velhice, o tempo e a morte: subsídios para possíveis avanços do estudo*. Brasília: Editora da UnB.

Ministério da Saúde. (2002). Redes Estaduais de Atenção à Saúde do Idoso. *Guia operacional e portarias relacionadas*. Brasília.

_____. (2005) Estatuto do idoso: Lei nº 10.741/03. Brasília.

Minois, G. (1999). *História da velhice no ocidente*. Lisboa: Teorema.

Moraes, V. (2013). *A velhice*. Disponível em: http://www.viniciusdemoraes.com.br/site/article.php3?id_article=29. Acesso em: 18 abril 2013.

Mori, M. E., Coelho, V. L. D., & Estrella, R. C. N. (2006). Sistema Único de Saúde e políticas públicas: atendimento psicológico à mulher na menopausa no Distrito Federal. *Cadernos de Saúde Pública*, 22, Rio de Janeiro.

Mucida, A. (2006). *O sujeito não envelhece – psicanálise e velhice*. Belo Horizonte: Autêntica.

Muchinik, E. (2005). *Envejecer en el Siglo XXI: historia y perspectivas de la vejez*. Buenos Aires: Editorial Lugar.

Néri, A. L. (2004). Contribuições da Psicologia ao estudo no campo da velhice. *Revista Brasileira de Ciências do Envelhecimento Humano*, 69-80.

Neubern, M. (2004). *Complexidade e psicologia clínica: desafios epistemológicos*. Brasília: Editora Plano.

Paula, J. T. S., & Cupolillo, M. V. (2005). Traçando caminhos para a compreensão subjetiva da velhice. In F. Rey (Org.) *Subjetividade, complexidade e pesquisa em psicologia*. (pp. 353-379), São Paulo: Pioneira Thomson Learning.

Pechula, M. R. (2008). A ciência nos meios de comunicação de massa: divulgação de conhecimento ou reforço do imaginário social? *Ciênc. educ., 13*. Recuperado em 2 de maio de 2008, de http://www.scielo.br/scielo.php?script=sci_arttext&pid=S1516-73132007000200005&lng=pt&nrm=iso.

Pinto, R. (1999). Alimentação do idoso: o real e o irreal. *Revista Humanidades: Terceira Idade*, 66-76

Pikunas, J. (1979). *Desenvolvimento humano: uma ciência emergente.* Recife: Editora McGraw-Hill do Brasil.

Rey, F. G. (2002). *Pesquisa qualitativa em Psicologia.* São Paulo: Editora Thompson.

_____. (2003). *Sujeito e subjetividade.* São Paulo: Editora Thompson.

_____. (2004). *O social na Psicologia e a Psicologia Social:* emergência do sujeito. Editora Vozes.

_____. (2005). *Subjetividade, complexidade e pesquisa em Psicologia.* São Paulo: Editora Thompson.

Rodríguez, P. (2007, 6 de março) Escritor García Márquez completa 80 anos. *Folha de S.Paulo* Recuperado em 28 de maio de 2008, de http://www1.folha.uol.com.br/folha/ilustrada/ult90u69070.shtml.

Rotterdam, E. (1979). *Elogio da loucura.* São Paulo: Abril Cultural. (Original publicado em 1511)

Sabogal, C. (2007, 30 de maio). García Márquez faz viagem nostálgica à sua cidade natal. *Folha de S.Paulo* Recuperado em 28 de maio de 2008, de http://www1.folha.uol.com.br/folha/ilustrada/ult90u300952.shtml.

Salvarezza, L. (2005a). Fausto, Miguel Strogoff y los viejos: a propósito de la construcción del imaginário social sobre la vejez. In L. Salvarezza (Org.). *La vejez: uma mirada gerontológica actual,* (pp. 27-51), Buenos Aires: Paidós.

_____. (2005b). *Psicogeriatría: teria y clinica.* Buenos Aires: Paidós.

Shakespeare, W. (2008). *Rei Lear.* Versão em PDF, Portal Domínio Público. Recuperado em 10 de abril de 2008, de: http://www.dominiopublico.gov.br/download/texto/cv000086.pdf. (Original publicado em 1608)

Socci, V. (2006). Religiosidade e o adulto idoso. In G. Witter (Org.). *Envelhecimento: referenciais teóricos e pesquisas.* Campinas: Alínea Editora.

Sófocles (1993). *A trilogia tebana: Édipo Rei, Édipo em Colono, Antígona.* Rio de Janeiro: Jorge Zahar Editor.

Veloz, M. C. T., Nascimento-Schulze, C. M., & Camargo, B. V. (1999). Representações sociais do envelhecimento. *Psicol. Reflex. Crit.*, *12*, (2), 479-501.

Viana, T. C. (1999). *A comédia humana, cultura e feminilidade.* Brasília: Editora UnB.